U0363066

为什么总是感觉被掏空

如何应对"心理内耗"

VOEL JE BETER: Tips en tools van een psychiater

[荷] 威廉姆·范·德·本德○著

常江涵○译

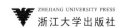

ZHEJIANG UNIVERSITY PRESS
浙江大学出版社

图书在版编目（CIP）数据

为什么总是感觉被掏空：如何应对"心理内耗" /
（荷）威廉姆·范·德·本德著；常江涵译. —杭州：
浙江大学出版社，2022.7
　ISBN 978-7-308-22619-6

　Ⅰ.①为… Ⅱ.①威…②常… Ⅲ.①心理调节—通
俗读物 Ⅳ.①R395.6-49

中国版本图书馆CIP数据核字（2022）第080867号

浙江省版权局著作权合同登记图字：11—2022—131号

为什么总是感觉被掏空：如何应对"心理内耗"

（荷）威廉姆·范·德·本德 著；常江涵 译

策　　划	杭州蓝狮子文化创意股份有限公司	
责任编辑	张一弛	
责任校对	顾　翔	
封面设计	JAJA Design	
出版发行	浙江大学出版社	
	（杭州天目山路148号　邮政编码：310007）	
	（网址：http://www.zjupress.com）	
排　　版	浙江时代出版服务有限公司	
印　　刷	杭州钱江彩色印务有限公司	
开　　本	880mm×1230mm　1/32	
印　　张	6.125	
字　　数	104千	
版印次	2022年7月第1版　2022年7月第1次印刷	
书　　号	ISBN 978-7-308-22619-6	
定　　价	52.00元	

在我的一生中，我一直对个人成长这个话题非常着迷。在我年纪还很小的时候，我就想知道为什么一个人会朝着一个方向发展，而另一个人会朝着另一个方向发展，是什么导致了人与人在发展方向上的差异？其中有哪些影响因素？基因、家庭教育、学校的培养、朋友等都是不同的因素，它们的影响到底有多大？如今，长大成人的我作为一个精神科医生，虽然在个人成长这个领域有多年的经验，但仍然很难给出一个明确的答案。通过我所看到和体会到的，我可以说，如果你能打好自己的底子，并且能很好地倾听自己的心声，你就能在坚实的基础之上建立最好的个人成长空间。在这本书中，我将尝试为你奠定这个坚实的基础。当你感觉自己正在以健康的方式成长时，真正活着的感觉会油然而生，你也会强烈地感受到自我的发展。

我在阿默斯福特（荷兰中部城市）和芝加哥长大。在人生开头的 14

年里，我与父母和哥哥住在阿默斯福特的市中心。14岁的时候，因为父亲的工作，我们全家搬到了美国芝加哥。他在一家化学公司工作，我的母亲主要待在家里。作为一个成长中的男孩，我早年的生活很艰难。正如我的父母后来所承认的那样，他们对养育子女没有多少了解，他们遵循美国医生斯波克博士①书中的"智慧"，他的书于1946年出版并成为一部经典。几十年来，他的书一直被人们用作育儿教育指南，我的父母也不例外。斯波克的书决定了我的父母会如何看待我、对待我。

斯波克博士的书上说，你必须以某种特定的方式理解和对待事物。这是我每天都要面对的一个问题。但是，我从一开始就觉得这是一个不正确的、不愉快的且非常不自然的方式。那段时间对于我如何形成自我、如何看待和感受生活产生了很大影响。现在回想起来，幼年时期的我总是郁郁寡欢，很少有高兴的时候。不过，也有一些美好的时光，伴我度过了这段艰难的时期。其中最美好的时光是在祖母家的一个晚上。在我还醒着的时候，窗户开着，能听到燕子在日落前为我歌唱美妙的小夜曲，我能在一个温馨的、安全的、幸福的环境中入睡。我的祖母是一个非常可爱、体贴和温暖的人，我非常喜欢拜访她。除此之外，我也经常花很多时间拜访邻居和朋友。在周末，我还经常与其他人相处。我因此在很小的时候就与其他人有很多接触，从而也看到了很多不同的交往方式：

---

① 本杰明·斯波克（Benjamin Spock），美国儿科医师，他于1946年出版的《婴幼儿保健常识》（亦译作《斯波克育儿经》）影响了几代父母。

其他人是如何理解和对待彼此、如何理解和对待我的。

在我大约 10 岁的时候，我开始对事物有了更清楚的认识。我的父母理解和对待我的方式（根据斯波克博士的书）与我周围环境所选择的方式并不一致。在我家庭之外的人给我的回应通常是一致的。在外面的世界里，"蓝就是蓝"，"红就是红"，这和我的感受相符。然而在家里，情况就不同了。我由此产生了一个想法：不再相信我的父母，而是去寻找其他东西。我需要一个可以依赖和信任的系统，我要寻找一个靠得住而且能持续构建的系统，一个可以帮助我冷静地处理外部信息的系统，以便我从中提炼出"真理"。

幸运的是，我一直都有一股生存的动力，这股动力让我清楚地认识到我可以利用什么：我有一副身体和一个大脑——两个不变的存在，两个持续陪伴我的常量。我该怎么利用它们呢？于是，我开始把它们当作我的安全系统。当我着手一些事务的时候，当我与他人接触的时候，当他人与我交流的时候，我开始倾听自己的身体和心灵的时候，它们到底想告诉我什么？我的身体和心灵会发出哪些信号？它们意味着什么？我的目的是让自己感到更安全也更快乐，这是我所希望的结果。

从过去到现在，我的系统发出的信号包括疲劳、愤怒、悲伤、快乐、恐惧、失眠、不安、忧虑、疼痛等。这些信号都意味着什么呢？我能从中了解到关于自己或者关于我的所作所为的信息吗？此外，我还学会了向自己提出问题，比如：当我放学后感到很疲惫，是我身体上感到疲劳，需要躺着放松一下，还是我精神上感到疲劳，需要游个泳，锻炼锻炼我的身体，同时让我的头脑好好休息一下？

我的系统运行得非常好，尽管在一开始我得弄清哪个信号意味着什么。这是一个学习的过程。随着时间的推移，我逐渐习惯并且能识别出越来越小的信号。随着识别到的信号愈加广泛，我的系统也变得愈发完善。

我将在本书中与你分享这个系统。多年来，它已经发展成为一个相当成熟的系统，它的许多"版本"已经过"测试"。我的诸多客户可以告诉你，这个系统是有效的。现在，你已经知道了我将要介绍的这个系统的起源及它过往的历史。

我是如何走到今天的？

在鹿特丹就读医学院后，我想要成为一名神经外科医生。我对大脑和人们至今所发现的大脑的工作原理很是着迷，对我来说，它们就如同魔法一般神奇。我满怀热情地开始工作，先是当研究员，然后在阿姆斯特丹的 VUMC[①] 担任一名非受训助理医生。但是很快我就发现，这个环境并不适合我，我不认为自己能在这样的环境中好好工作并感到幸福。我的系统发出了很多信号，告诉我选错了位置。事已至此，我该怎么办

[①] 阿姆斯特丹自由大学医疗中心（荷兰语为：VU Medisch Centrum）。

呢？我真心想从事与大脑有关的行业，所以我很快有了一个想法：做一名专业的精神科医生。

　　我立即开始了我的训练。精神科医生在工作中会用到《精神疾病诊断和统计手册》[①]，这是一本关于访谈和治疗方式的指南。这本书列出了所有的精神疾病，以及什么样的症状符合某种疾病的判断标准。如果你有抑郁症清单里的某些症状，那你就有抑郁症；一旦你少了某一个症状，或者多了一个异常的症状，那你就没有抑郁症——相当的"黑白分明"。我总感觉这个系统有些"目光短浅"。有一个规定的准则是好事，但是，这么厚的一本"钢铁"准则真的那么有用吗？从我自身的经历来说，这本书没有留出足够的空间给人们进行不同的思考。在给病人贴标签方面我也有困难，我发现医生经常在仔细询问病人的感受之前就已经下判断了。难怪我有困难呢！

　　在荷兰，许多心理健康和成瘾治疗协会（GGZ[②]）的人都拥护这本《精神疾病诊断和统计手册》，把它当作法则一样看待。然而并不是每个人都能意识到，这本来自美国的手册虽然是由科学家编制的，但编制过程受到了政治家、演说者和保险公司的影响，这些人都非常乐意参与决定

---

　　① 《精神疾病诊断和统计手册》（Diagnostic Statistic Manual, DSM）是使用通用语言和标准准则对精神疾病进行分类的出版物。临床医生、研究人员、精神药物监管机构、健康保险公司、制药公司、法律系统及决策者都使用它，它由美国精神病学协会（APA）出版。

　　② 荷兰语为 Geestelijke Gezondheidszorg。

什么算疾病，什么不算疾病。结果是，在实践中，我遇到的一些精神病案例完全不符合《精神疾病诊断和统计手册》中的系统和其描述及症状。这本手册是一个良好但粗糙的工具，并不是"量身定做"的。同样值得一提的是：在世界大部分地区，人们使用另一种诊断系统，即 ICD①（国际疾病分类）。这两个系统有部分相似之处，但在很大程度上是不同的。从这一点就能看出，精神疾病的诊断存在多大的随意性。人们可能想知道自己到底是得了这个病还是那个病，然而这个问题的答案可能完全取决于用来诊断的指南，所以人们根本就没法回答这样的问题。（这也不重要，稍后我会再提到。）

在接受了精神科医生培训后，我又接受了儿童和青少年精神病学的专业培训，这次培训使我受益匪浅。我在这个领域如鱼得水。终于，我遇到了和我想法相同的同事，得以相互交流。这是属于我的职业。从一开始我就很清楚，作为医生，如果你在与孩子接触时表现得十分傲慢，是无法达成你想要的结果的。你要是想从孩子那里获得正确的信息来做出一个更清晰的判断，找到合适的治疗方法，就必须使孩子感到安全。只有在这种安全感存在的情况下，孩子才肯和你对话。

举个反例：在培训期间，我们偶尔会观看一些案例实况——一个年

---

① 国际疾病分类（英文为 International Classification of Diseases），是世界卫生组织制定的国际统一的疾病分类方法。它根据疾病的病因、病理、临床表现和解剖位置等特性，将疾病分门别类，使其成为一个有序的组合，并用编码的方法来表示。

纪不大的孩子会与一名专业培训师进行对话,我们这些学生会坐在单向玻璃后观看,孩子看不到我们。有一天,我目睹了一个 8 岁小孩和一个培训师之间的对话。这位培训师是一个身材魁梧的大汉,要给孩子的精神状况做诊断。两人各自在一把椅子上相邻而坐,这位培训师双臂交叉,身体后仰,孩子没有得到一丝安全感。这位培训师给我的最强烈的印象是,他并不愿意听孩子在说什么。当时的场面十分尴尬。孩子出于对医生的恐惧,回答了所有问题。随后,培训师得出的结论是,这个孩子有焦虑症。难怪!你要是以这种方式审问别人,特别是儿童,他们不都得有焦虑症吗?后来,这个孩子真正的主治医生——也是我们的另一位培训师透露说,孩子并没有焦虑症,而是自闭症。

幸运的是,这个事件只是一个例外,通常我看到的案例实况都很好。但是这个例子给我留下了深刻的印象。显然医生们在这种情况下会有很大的权力,误诊也会有严重的后果。我在儿童和青少年精神病学中了解到,如果你能表现出自己真正的一面(同时保持专业态度),你就能从治疗对象那里得到正确的信息。只有掌握了正确的信息,你才能给予病人最好的治疗,这才是正确的。我不必采用老套的、傲慢的"医生态度",我可以做我自己。

完成培训后,我在机构中工作了几年,积累经验,然后开了自己的诊所。在我工作的机构里,仍存在很多老套的"贴标签"行为和非黑即白的思维。这个人要么有自闭症,要么完全没有;这个人要么有抑郁症,要么完全没有。不存在灰色地带。

我再次声明，我承认我们需要一个规定的准则来确保精神病学不会变得过于模糊，从业人士不会都根据自己的一套想法来工作。但是，我不同意病人接受诊断后要被强加一套硬性的治疗方案。

如果病人按照这套方案治疗后病情没有得到改善，那么治疗师会觉得这是病人的个人原因，而不是治疗方案的原因——这个方案可能不够灵活，或者考虑的方面太少。这种情况让我深感沮丧，我对这种"贴标签"行为有意见，是因为它存在一种危险：我们将看不到标签背后的人。

在我的个人实践经历中，我有很大的空间为病人提供"量身定做"的服务。我很幸运，找到了一个很美的地方开诊所，在阿姆斯特丹的市中心，在这里可以看到花园的景色。一个良好的环境和氛围对诊疗是很有帮助的。到我这里看病的人来自各行各业，带着各种各样的情绪。第一年之后，我注意到我总是在重复同样的事情。人们来找我诉说同样的怨言，而我会重复告诉他们一些非常基本的要点，比如良好睡眠的重要性、体育锻炼的重要性和规律性的日常安排。我忽然有了一个好点子：难道我不能用一些简单易懂的解释和实用的比喻来构造一个系统，帮助我的客户更好地了解自己的身体和大脑吗？这样的一个系统我自己已经用了好多年了，我为何不能在实践中用它来帮助那些有需要的人呢？

于是，这个系统逐渐开始形成了。来到我诊所的人都想好起来，并愿意为之努力，因此，近年来与我"共事"的人都帮助我塑造了这个系统，他们在必要时给予了反馈和批评，我也从他们的康复过程中学习到了很多。这些经验帮助这个系统变得更加完善，也更加容易理解。

这些年，我帮助过的人们会与我共同思考。多亏他们的努力，本书中所描述的类比和比喻系统才得以建立，因此，我非常感谢他们。当然，我个人的专业经验以及必要的科学知识也做出了贡献。

起初，我对把这些想法整理成一本书的建议有些犹豫不决。因为这本书可能很快就会消失在成堆的自助书籍①中。但是，这本书不是一本典型的充满了心灵鸡汤的自助书。它与众不同，不会强加给你任何东西，它的目的是让你自己学会如何进行自我观察并改善生活，从而找到真正适合自己的生活方式；它督促你扪心自问：到底什么才能让你变得更加坚强、更加幸福？在我看来，许多自助书都很少或根本没有想过这个事实：每一个人都是特殊的个体，并且活在当下。这些人的生活方式真的适合他们吗？这是一种被社会压力所驱动的生活方式吗？许多自助书都会给你做出很大的承诺，像是"你再也不会感到抑郁了！""和职业倦怠②说再见！"或者"只要五个步骤，让你永远幸福"。我总是开玩笑说，这好像是在向你承诺：凡是遇到不如意，用左手端着杯子喝点藏红花茶，一切就会好起来了。除此之外，自助书还总说，人们可以在很短的时间

---

① 自助书籍（英文为 self-help book），指的是以指导读者解决个人问题为目的而写的书。

② 职业倦怠（英文为 burn-out），指个体在工作重压下产生的身心疲劳与耗竭的状态。

内实现转变。要是你没发现自己有转变，书中能够印证这一承诺的成功故事反而会让你感觉更糟糕。自助书往往在还没有看清问题实质的时候就做出了承诺。

我们可以把这种现象比作在沼泽地上建造一座坚固的房子。如果你不了解沼泽底层的土壤是什么情况，就会竹篮打水一场空。在工作中，我经常看到一些多年来一直在沼泽地上造房子的人——年复一年地听从自助书的建议——结果是可以想见的，他们的房子在不断坍塌。

许多自助书和自助课程的另一个问题是，它们会把规则强加给你，十分教条。它们所要求的生活方式只能在日常生活中维持很短的时间。如果把它比作一个饮食计划——起初，它们描述的生活方式听起来很美妙，让你动力十足；然而，每天只靠喝水和吃蔬菜是没法坚持很久的，这样的饮食计划能帮你快速减掉不少体重，但是过几天或几周后，你又会回到原来的生活方式，体重又开始增加了。这个现象很正常，你原先的生活模式太过根深蒂固，从长远来看，突击式的减肥计划是行不通的。

人们首先必须做的，是了解自己。这本书最先要教会你的——也是最重要的一点——你该如何诚实地面对自我。你看到什么？感觉到什么？这种感觉对你意味着什么？为了感觉更好，你需要考虑到什么？什么对你有好处？

我们的目标是更好地了解自己，并学会根据对自我的了解而采取行动，从而实现真正的个人成长。当你读完这本书时，我希望你能清楚地觉察到，你的日常生活方式和你每天做出的选择对自身有多大的影响。
然后，你将决定自己是否以及如何做出改变或调整。所有的这一切都是
为了一个明确的目标：让你感觉更强大、更好。

　　对许多人来说，精神疾病是非常可怕的，想离它们越远越好。不幸
的是，精神疾病非常普遍。

关于抑郁症的一些事实

　　在荷兰，每 5 个 18 至 64 岁的成年人中就有大约 1 人会在生
命中的某个时刻经历抑郁症状。每年约 5% 的成年人会出现抑郁症
状，25 至 34 岁的女性最有可能患上抑郁症。

　　50% 的抑郁症患者没有在 6 个月内康复，16% 的患者没有在
24 个月内康复，12% 的患者没有在 36 个月内康复。

　　每年，荷兰有超过 23000 名怀孕和/或分娩的妇女患上抑郁症。
产后抑郁症是新妈妈中最常见的疾病。

　　几乎一半（46%）的抑郁症患者吸烟，是普通人群的 1.5 倍。
抑郁症患者的平均寿命比非抑郁症患者短 7 到 11 年。据估计，其
死亡率的增加有一半是由于受到吸烟的影响。

　　情绪障碍[①]（其中抑郁症是迄今为止最普遍、最典型的情绪障

------

　　① 　情绪障碍（英文为 mood disorder），也称为情感性精神障碍。英国精神病学家
亨利·莫兹利（Henry Maudsley）提出了情绪障碍的总体分类。

碍）在荷兰"造成最大的健康损失（也称疾病负担）的疾病"中排名第 6。抑郁症在"导致缺勤最严重的疾病"中位居前列，每年抑郁症导致的缺勤成本估计为 18 亿欧元。

成年人首次产生自杀念头的平均年龄是 26.2 岁。在有自杀念头的成年人中，26.8% 的人会尝试自杀。

2018 年，荷兰有 1829 名居民结束了自己的生命，比 2017 年减少了 88 人。自杀行为在 40 至 60 岁的成年人中最为常见。

资料来源：Trimbos 研究所 [1]

上述数据都是关于抑郁症的，但它们同样适用于其他的精神疾病。我想借此说明一个事实：照顾好你的大脑是非常重要的。尽管数据如此，社会上仍有许多人相信这些不会发生在自己身上。但是，精神疾病往往会慢慢地潜入你的大脑。这些疾病可能发生在任何长期忽视疾病信号的人身上。在这本书中我会说明，大脑通常不会突然发生紊乱，而是会在早期发出警告。"疯狂"和健康之间是有一个很大的区域的。实际上，"疯狂"对我来说是几乎不存在的，事实并不是非黑即白，只有当我和我的病人都无法发掘到症状的原因时，事情才会变得疯狂。但这几乎从未发生过。

---

[1] Trimbos 研究所是一所独立的酒精、烟草、毒品和精神健康知识研究所，成立于 1996 年，由荷兰心理健康中心（NcGv）和荷兰酒精与毒品研究所（NIAD）合并而成。

科学、经验和道教

在这本书中，我混合使用了科学知识、实践经验和道家思想，即道教。我为什么选择了道教呢？

19 岁的时候我去上大学，我发现我陷入了自己的情绪之中。现实世界与家里的世界完全不同，使得我与自己的情绪发生了碰撞。我不信教，也不想信教，但是我需要别人的建议。我想更好地了解生活，掌握自己的情绪，我想知道生活为什么会如此发展。有一段时间，我涉足佛教，但最终还是不能完全接受它，佛教并不适合我。之后，我通过《小熊维尼的道》① 一书走上了道教之路。对我来说，道教让我感觉更真实，更加脚踏实地。在道教中，我宾至如归，一种原始的理性油然而生，这不是一种灵性的体验；我在"道"中感受到的是生命原始的真理。

"道"代表"道路"，是一门有 2000 多年历史的生命哲学。道教能清醒地看待事物的本质，让人感受到其中的科学依据。我试图把道教的核心内容（经过我的稍加修改）编入这本书中。道教的目标很简单：找到（或找回）你自己的道路。如果你成功了，你真正的潜力就能得以释放。道教要求你思考：你的自我是怎样构成的？你需要什么才能发挥出最佳的一面？在这些方面，道教思想触及了我想通过本书帮你实现的

---

① 　《小熊维尼的道》（英文名 *The Tao of Pooh*）由本杰明·霍夫（Benjamin Hoff）所著，旨在为西方人介绍东方的道教信仰体系。

目标。

在我们的思维中，往往存在一个错误的假设：每个人的构成都是一样的，每个人在各种领域都能做出同样的表现。我们总是期望自己和他人以同样的方式对事物做出反应。但不是所有的鸟儿都会歌唱，同样，也并非所有的人都是相同的。而且，即使是会唱歌的鸟儿，也不都是一样的。

道教的基础经典是《道德经》，由老子撰写于2000多年前。《道德经》中包含了许多智慧，直至今天仍然很有意义。在本书里，偶尔你会遇见其中的文字，它们可以帮助你审视自我，甚至还能帮助你找到生活中更深层问题的答案。

"工具箱"

我希望这本书能给你提供一种良好的工具，帮助你丰富自己的工具箱——个充满了实用的见解、技巧，能在日常生活中轻松使用的工具箱。书中简单的比喻和类比将帮助你持久地使用这些见解和工具，让你不断成长。但是，每个人是不一样的，因此每个工具箱也应该各有不同。这本书会带你经历工具箱定制的过程——适用于一个人的方法，不一定适用于另一个人。

本书有若干章。在每一章中，我总是会先引入一个比喻或类比，对其进行解释，然后通过诸多实例来诠释每章的主旨。最终将由你来判断这个比喻是否适用于你的日常生活，这个工具对你是否有用。答案并不总是肯定的，但这并不是坏事。

　　你可以把这本书看作一个长期的"伙伴"。我不会骗你说一个月之内你就能幸福美满了，但我真心相信，如果你能够使用这些工具和系统，你最终会找到通往幸福的道路，你会感觉更好、更有力量。

　　我希望你能感受到，在通往幸福的道路上——也就是成长和发展的道路上——你已经很幸福了。

祸莫大于不知足，

咎莫大于欲得。

故知足之足，

常足矣。

　　当你读这本书时，要放慢速度，时不时停一停。一周读一章是绰绰有余的，不要在一天内就读完，因为你很可能会错过书中的精华。你需要时间把书里的东西变成自己的，让它成为你的一部分。首先，你要理解主题，然后再去看你是否能在自己身上发现相同的感受。这种"感受自我"的过程能够触发很多其他的变化，所以一定要慢慢来，让一切都好好地沉淀下来。

　　只有经过了这个感受自我的过程后——也就是当你完全理解了主旨

之后——你才能开始在日常生活中应用本书中的工具。要一步一步来，起初这会像摸着石头过河。事情不是能一下子解决的，不要对自己生气，这是一个训练的过程。你不可能在一天之内成为一名顶级运动员，这个过程需要你的精力、自律和时间。

我希望这些建议和工具能让你真切地感觉更好。

CONTENTS

目 录

精神能量

第 1 章　为什么总是感觉被掏空：
如何应对"心理内耗"

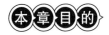

本章目的

1. 深入了解你的精神能量水平。

2. 你当前的精神能量水平是由什么决定的?

3. 如何识别信号?

4. 如何提高你的精神能量水平?

精神能量水平指的是你的大脑在有意识和无意识的状态下,保障日常信息流通和进行日常活动所需要的能量。在新的一天开始的时候,你经过一夜的良好睡眠,得到了充分的休息,你的大脑会感到很"舒爽"。你动力满满,感觉自己能出色地应对这一天。不幸的是,你在上班的路上堵了一小时的车,等到工作开始时,你的精力减少了,你的精神能量水平因此也就下降了。想象一下,要是这一天还得熬过好几场无聊的会议,那么你很可能在下午四五点的时候就觉得自己已经受够了,精神能量水平就更低了。

在本章中，你会深入认识你的精神能量水平，以及它在一天中是如何波动的。你的身体和大脑总是在不断地发出信号，提醒你精神能量水平的波动。比如，你感觉有多累，或者你的注意力有多集中……这些都是你需要留意和倾听的信号。在本章，你会认识到这些信号都有哪些，以及它们意味着什么，从而帮助你尽可能地保持较高的精神能量水平。

电 池

我们可以把精神能量比作手机电池，电池的电量在你的屏幕上以五六个条状格子或者不同的颜色显示。电池充满时显示绿色的五格，快没电时显示黑色或红色的一格。

当然，你和手机肯定是不一样的。从电池满格到只剩下1%的电量，手机能从头到尾保持无间断地工作。在电量耗尽之前，手机的性能都不会有任何变化，你仍然能一直做你想做的事，不会遇到任何障碍。一些后台的应用程序可能被关掉了，但你往往不会注意到这一点。但这放在人身上就不同了。当你的"电池"电量不足时，你的系统会开始出现故障。你可以根据身体发出的信号注意到这一点，并从中得出诸多结论，比如你的电量不满50%了。

　　盖斯，35岁，从事IT行业，他来找我的时候有以下症状：疲劳、注意力不集中、记忆力问题和失眠。尽管人们一般不这样认为，但是这些症状都是关于电量信号的。盖斯和我一起检查了他的精神能量到底有多低。他告诉我，他与配偶同居，有两个孩子，最近开始为一个新的老板工作。他已经有这些症状一段时间了，但是，因为他在公司还算新人，所以不想请病假。后来，症状加重了，他去看了公司的医生，医生还是建议他请病假。盖斯越是在精神上累着自己，他的精神能量就越低，身体发出的信号也就越来越多，而且越来越强。如果不听从这些信号并及时采取行动，人的精神能量水平将持续下降，直到不能再正常运作。在盖斯的案例中，他就已经达到了这个程度，所以来找我求助。

　　我们可以把这个情况比作染上流感病毒。起初，你发现自己感冒了，但还是能够继续工作。你觉得感冒没什么大不了，"我早就习惯带病坚持工作了"。但是，如果你工作的时间太长，不关注自己的症状，病毒会占据上风，你的病症会变得更加严重。如果你仍然无视它，接着工作，感冒就很可能会恶化为支气管炎，甚至肺炎。总而言之，你应该早早地听取来自身体的信号，认真对待它们。

　　在我们讨论电池和信号的时候，最好要注意一点：每个人是不一样的。当一个人的电池电量不足时，他会有属于自己的一套警告信号。我们得到的信号并不是完全一样的，它因人而异。

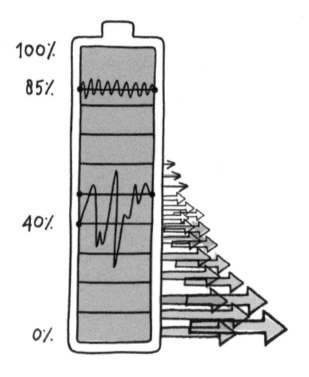

因此，可能会发生这种情况：一个人可能会收到很多信号，比如对事物的兴趣减少、做事的欲望降低、疲劳和性欲减退，但同时并没有感觉到自己的电池电量不足。我在工作中经常遇到这样的情况，这样的人会说自己的精神电量一点也不低，或者一点也不感到抑郁，因为他并没有感到情绪压抑。然而，压抑的情绪不是一个普遍的信号，我能看出这个人的精神电池确实需要充电。

当你的精神电池显示为低电量时，你就会收到一系列信号。这些信号可能是精神层面的，例如注意力减弱和产生记忆问题，也可能是身体层面的，例如疼痛、性欲减少或肠道不适。有一位病人多年来一直患有无法解释的背痛症状，于是她来到我的诊所——她是 22 岁的安娜，是一名医学生。她住在学生宿舍，非常享受学生生活，但同时也体会到其艰难之处。多年来，除了背痛外，她还表现出腹部不适、腹泻、消化不良等问题。她不知道去了医院多少次，但仍然没有医生能找到出现症状的原因。最后，有人把她介绍给我，让我来检查这些症状是不是由某种精神状况引起的。我们很快发现，安娜的身体发出了不少严重的信号，她还表现出注意力不集中、疲劳、焦虑、失眠和性欲减退等问题。我们可以看出，她的精神电池将要耗尽了。我给她的治疗方法目的是提高她的能量水平，并把电池充满。不出所料，安娜的背痛和其他症状越来越轻，最后全都消失了。

精神症状比身体症状更容易被忽略

想象一下，你骑着自行车，忽然被马路牙子绊倒了，狠狠地摔了一跤。你腿疼得厉害，被救护车紧急送往医院。你在医生那里拍了 X 光片，从中马上就清楚地看到：你骨折了。你接受了手术，腿被打上了石膏以便痊愈。整个过程从头到尾，你都无法忽略一个事实：你的腿断了，你不可能假装它没断。我们往往都这样对待身体层面的症状，但是精神层面的症状就不一样了。

再想象一个场景，你来到我的诊所，告诉我你过去一年里一直感觉疲劳、注意力不集中、阴郁和无精打采——这些都是巴斯的症状，他是一位 40 岁出头的企业家，来找我看病。他说，直到一年前，他的身体从未出过岔子，生活一直很顺利。他的情况十分严重，以至于我需要给他开一种抗抑郁药以作辅助治疗。治疗效果非常好，我和巴斯得以一同观察和讨论他身体发出的信号。最终，当他的精神电池被重新充满后，我们俩都有了一个惊奇的发现：实际上巴斯已经有 20 年没感觉这么好、这么精力充沛了。他再次找回了 20 年前的自己，且发现自己处于精神能量低的状态已经很长一段时间了，却一直没有注意到。我们虽然很难忽略身体层面的症状，比如腿骨骨折，但我们很可能无法识别或承认精神层面的症状，特别是这些悄无声息的、"暗中放箭"的症状。

你的精神电池的电量可能消耗得非常慢，慢到你甚至无法意识到。它也可能会间歇性发生——你可能在某一天或某一周比其他任何时间都感觉更糟，这会让你很困惑。你的精神电池会在较长一段时间内慢慢耗尽，在这种情况下，周围的人往往不会注意到你的症状。你的伴侣、父母、孩子、朋友、同事等，他们在你的症状严重到令人担忧的程度之前，都看不出来你实际上已经精疲力竭了。

腿断了，这很明显，因为这是人人都能看见的问题。亲友们会在床边陪着你，对你嘘寒问暖，给你买好吃的。但精神症状的表现通常不那么明显，周围的人往往看不到精神健康和精神崩溃之间有一个很大的区域，他们看不到你身处痛苦之中。不幸的是，在这样的情况下，人们通常对精神能量不足的人了解太少，不知道他们都在经历着什么。

我在媒体上和生活中经常会遇到一些人，他们完全不懂精神疾病意味着什么，却仍然执着于表达自己的观点。我有这样的亲身经历：我有个老邻居，当我告诉她我患抑郁症多年时，她表示完全不能理解，觉得我在夸大其词。"怎么可能呢？"她说，"你住的地方那么好，有一份好工作，有那么多好朋友，你怎么会抑郁呢？"在她看来，我纯粹是在胡说八道。

夏虫不可语冰。

患有精神疾病的人常常被视为装腔作势，这一点让我很懊恼。有些人的确比其他人更容易受影响，精神疾病是可能发生在任何人身上的，就像高胆固醇和高血压一样。其部分是遗传基因和早期生活状况的问题，但同时也和当下的情况息息相关。例如，在同样恶劣的条件下，对外界感受更敏感的人可能更容易感到抑郁，而其他对此不太敏感的人也许能继续保持正常状态，或只表现出轻微的症状，精神电量只下降少许。

精神电池的不同区域

在下一页你可以看到一幅精神电池的构图，其中分成了不同的区域。接下来，我将为你解释精神电池的各个区域，让你更容易理解它，并帮助你在日常生活中使用它。

这些区域代表了你在不同级别的精神电量上体验到的不同的能量水平。你所在的区域越高，你的精神电池就越强大；区域越低，你感觉就越糟糕。在较低的区域里，你会表现出各种症状：起初，症状可能不是很多，但电量越往下滑，症状会越多，也会变得越来越严重。在较低的区域里，你可能会遇到一点睡眠困难，

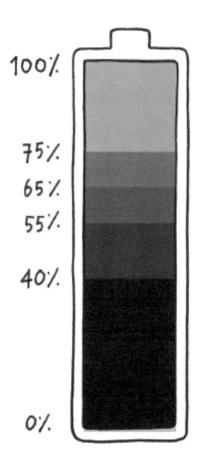

例如难以入睡；如果你的精神电量继续下降，就可能会出现严重的结构性睡眠问题。

保持在病症界限之上

把自己维持在病症界限之上是非常重要的，这样你才能保持良好的状态，防止病症出现。在病症界限以上的区域里，你拥有很强的恢复力，可以应付各种困难。当你的电池电量较满，你处于较高的区域时，如果你参加了一个累人的饭局，很晚才回家，那么你只需要好好睡一个晚上就又变得精神抖擞了；但如果你处于较低的区域，你就需要更多的时间休息，因为你缺乏强大的恢复力。

要是你的精神能量水平低于病症界限，各种信号就会开始显现，这时你的状况会加快下滑，犹如陷入了流沙中一般。你看到流沙可能会想：啊，这不过是沙子，一点沙子没什么可怕的。然而你越往前走，就会陷得越深，直到再也出不来。同样的，我们看到各种信号的时候也总是不以为意，仍旧接着往前走，直到我们被牢牢困住。

在病症界限之下，你的恢复力会减弱，那些潜伏着的症状会更快、更明显地蹦出来。从这个界限开始，精神疾病首先会对你产生些许影响，但如果你什么都不做，让精神能量继续下滑，它对你的影响会逐渐增大。我们可以把它比作肺炎——起初，卧床休息可能足以让病情好转，但是，如果炎症被持续忽视，变得越来越严重，就会产生更加可怕的后果，甚至导致死亡。

我在这里不是要求你必须严格遵守这个系统，不停地调整你的生活以保持在界限之上。我的目的是帮助你通过观察你的精神能量水平，在你的日常生活中进行一些小的（或者几个较大的）改变，让你感觉更自在，拥有更强的恢复力。如果你已经感觉很自在了，那么我的目的就是让你更容易地保持在界限之上。

确定你所处的区域

作为一名医生，为了确定患者处于哪个区域，我总是询问他们的日常活动情况。例如，我会问他们的睡眠情况怎样，他们的工作进展如何，以及他们能否这样坚持下去。我问他们是否想拜访朋友和家人、参加聚会或者参加其他的活动，他们给出的答案从来不是百分之百的"是"或"否"，总会有很多细微的差别。

因此，不断地询问是很重要的，而且询问一些日常生活规律之外的东西也是非常有用的。有些人可能习惯了这种起床—工作—锻炼的日常规律，并且能长期坚持下去。这样的人的生活仿佛是自动驾驶，由于人体的生存机制，压力信号要么来得少，要么来得晚，要么根本就不出现。只有当某个不在生活规律之内的事物出现时，我们才能看清他们的精神能量状态。举个例子，假如你要参加一场婚礼，你可能十分期待它的到来，也可能会忧虑好几个星期。如果人们对日常规律外的活动有与以前不同的感受，他们通常会更快地注意到这一点。

下面，我会对不同的精神电量区域进行解释，并举例说明。

绿色区域，电量水平 75% ~ 100%

举个例子。我的一个朋友叫尤斯特，他人到中年，在一家咨询公司工作。他非常有活力，经常去健身房，能够充分地享受生活。尤斯特的电量水平处于绿色区域，大约有 90%。他上周末和他的伴侣去国外旅游，现在刚回来。当我问他今晚有什么安排时，他说有几个朋友要来家里，他负责准备晚饭，顺便喝点酒。第二天早上，当闹钟在六点半准时响起时，他将开始新的一周。这一切都没有让他感觉疲惫，他感觉非常快乐。

尤斯特是一个令人羡慕的家伙，他是一个承受能力很强的人。就算遇到了什么难事，他只需好好睡一个晚上，就万事大吉了。

像尤斯特这样可以一直保持高水平精神能量的人不多。然而，即使在这个区域里，你也可能会经历一些能量水平的波动。你可能会有几天精力不济，感觉比较差，但你仍然有很强的恢复力，不需要做出太多努力就能找回精力充沛的感觉。

在绿色区域里，你自然地感觉非常好，这种感觉不是刻意表现出来的。你能很好地了解自己，一切都很顺利和平稳，日常活动不需要你付出太多的努力。

如果你要参与日常生活以外的活动，比如晚上出去玩、参加生日派对或者辛苦地加班，在第二天醒来时你不会感到任何不适，这些活动也不会对你产生较大的影响，那么，你就有非常强大的恢复力。

你正是这样的吗？那你的精神电池没有什么问题。不过，我建议你继续读下去，学习一下怎样确保你的精神电量在未来不会下降到其他区域。

黄绿色区域，电量水平 65% ~ 75%

再来举一个例子，这次是关于我的。假设我在一个周四的晚上和同事们一起吃饭。大家都很友善，这是一个共同交流的场合，我们会讨论在工作中遇到的困难，相互给出反馈，相互学习，整体氛围非常轻松。但是，尽管这是一个非常有趣同时也很有意义的社交活动，我还是很清楚自己在第二天会感到有点累，不仅是因为这场聚会，还因为我整个星期都在努力工作，需要恢复的时间。这顿晚餐实际上超出了我的界限，我第二天会更疲惫，需要的睡眠时间要比不参加这顿晚餐更久。这就好比当你发动机里的机油不足时，一盏警示灯会亮起来。如果你直接开到维修店加机油，就不会产生任何后果；但如果你接着往前开，你的发动机可能会坏掉，需要好好修理。对我来说，睡懒觉就像给汽车加机油一样——要是加得不及时，等账单出来就后悔了。

在我的日常生活中，我有足够的精力来应付一切。但我也知道，比起我的朋友尤斯特，我需要更多的恢复时间。我同样喜欢社交和外出，也和他一样能享受这一切。但是从感觉上来说，比起尤斯特，这些事会消耗我更多能量。

在黄绿色区域时，你会注意到，你需要消耗能量来应对那些额外的东西。你完全可以应付日常事务，能够轻松地处理一天紧张的工作。虽然你在一天结束的时候不会还保持精神饱满的状态，但这是很正常的。大多数30至60岁的人都处于这个区域。在人生的这个阶段，人们有很多负担。你不再是一个无忧无虑的20岁青年，精神焕发，可以面对任何事情。你可能需要抚养成长中的孩子，有了一份工作但仍然想继续发展，等等。简而言之，这是一个紧张的、非常有挑战性的人生阶段。因此，在这个区域的你比在绿色区域的人需要更多时间来"充电"。

做个比较：在绿色区域里，你需要一个短暂的夜晚来恢复一天劳累的工作；而现在，你需要一个更长的夜晚。

黄色区域，电量水平 55% ~ 65%

病症界限就在这里！

一个案例。萨斯基娅是一位 38 岁的妇女，有两个孩子在上小学。她是一个单身妈妈，在护理行业很努力地工作。当她来找我时，她告诉我，她发现自己在许多事情上花费的精力比以前更多了。她仍然有能力应对生活，但她时不时地会有一种不知所措的感觉。这种感觉总是悄然而至，让她觉得自己应付不了这一切。要是遇到不一定必须做的事情，她会刻意回避掉，比如她叔叔凯斯举办的生日聚会。她非常喜欢凯斯，但去他家来回要开两个小时的车，这让她感觉有些受不了。除此之外，她晚上还难以入睡。而且她注意到，她有时会把一件琐碎的小事看成天大的灾祸，并且无法转变自己的思路。最后，她说经济问题会让她感到很焦虑。

在黄色区域里，日常活动和其他事件会变得有些累人。生日、聚会和其他社会活动所花费的能量比它们提供给你的能量要多。你可能会畏惧这些活动，要么想"嘻，我没什么兴趣"，要么想"我想自己好好休息一下呢"。你有可能从黄色区域下降到更低的区域，但你会反弹回来。当你位于黄色区域时，你的能量水平的波动比前述区域更大。

在这个区域，普通的日常活动就会让你感觉疲劳，你发现自己需要更多的时间来恢复，而且往往得不到充分的休息。你能察觉到一种潜伏着的疲倦，它在你好好睡一觉之后仍然不会消失。

橙色区域，电量水平 40% ~ 55%

德克，43 岁，已婚，在一家 IT 公司工作，有四个孩子，一个忙碌的家庭。他感觉工作很难，无法集中注意力。他意识到自己的工作效率大大降低，但不知道该怎么办。事实上，他觉得每天都很难过，他非常疲惫，几乎没有感到精力充沛或良好的时候。他还注意到，自己经常有抑郁的感觉，而且很少有出门的兴趣，也几乎没有拜访朋友的欲望。过去，他很享受和朋友在一起的时光，现在当朋友们联系他时，他总是不接电话。他经常会想："我还有可能摆脱这个状态吗？"他睡眠不好，每天晚上都要睁着眼睛在床上躺三个小时。他妥善看待事物的能力似乎消失了，把每只苍蝇都看成了老虎，经常感到惊慌失措。他仍然享受和孩子们在一起的时光，但他承认，享受的程度降低了许多。

处在橙色区域是非常令人担忧的，在这个区域，许多症状都会对人们的日常生活产生重大的影响。如果德克继续这样下去，不做出任何改变，他可能会加速下滑到更低的区域。精神电量的减少总是比增加快。从橙色区域上升到黄色区域所需的时间，比从黄色区域上升到黄绿色区域所需的时间要长。换句话说，你的恢复力正在减弱，要注意不要让电量变得更低。

在橙色区域里，你会感觉生活很沉重。这并不意味着你想完全逃避现实，但你总感觉双腿像是被灌了铅。一切都需要耗费精力，新的一天才开始，你就已经感到疲惫了，对要做的事情完全没有欲望。也许在某个时段你的情况会好转，但这也意味着你的能量会时不时地发生波动，这可能会引发你的困惑。

在这个区域里，有的时候你可能感觉很好。这不仅使你感到困惑，而且也使你周围的人感到困惑，他们可能会想：他这是在装样子吗？他现在这么开心，一会儿就又把脸拉下来了？

在橙色区域，你可能会有睡眠问题，比如难以入睡或者频繁醒来。你可能还会有注意力不集中、记忆力下降或脾气变坏的症状。你还有可能会更加努力地工作——有些人觉得这会让他们感觉更好。

如果你发现自己处于这个区域，一定要提醒自己适当地采取行动。我会在后面详细说明应对它的具体工具，但是你现在一定要知道，在这个区域里，你有充分的理由寻求家庭医生或者其他护理人员的帮助。

红色区域，电量水平 0% ~ 40%

伊瓦尔今年 28 岁，他有一个女朋友，但两人不住在一起，他在酒店行业工作。在过去的六个月里，由于出现了严重的症状，包括情绪抑郁和持续的疲劳，他一直在休病假。他再也无法集中精力了，并且常常怀疑自己是否能继续坚持下去。一种想法会不时地闪过他的脑海：如果他现在闭上眼睛，再也不会醒过来，他只会担心家人和朋友因此受到打击，但对于自己的消失，他全然不会在意。伊瓦尔想：这一切有什么意义呢？他的脑子里充斥着各种各样混乱的想法，难以平静下来。他很难做出计划和安排，每晚都躺在床上好几个小时无法入睡，所有事物都被无限地放大了。我让他给自己的心情打分，他只会给 3 分。偶尔，当他能和最好的朋友交谈时，他会打出 5 分。除了他那位最好的朋友之外，他不想见任何人。

苏珊娜也处于这个区域，四个月来，她一直处于非常严重的职业倦怠和抑郁症的恢复过程中。几个月前，她成了一位母亲，在此之前，她的精神电量非常低。当她的新生女儿哭泣时，尽管她患有抑郁症，但她仍可以毫不费力地走到婴儿床前查看孩子的状况。这并不让她感到疲惫。但是，当她的丈夫叫她去厨房的时候，她变得精神萎靡，感觉累到了骨子里，一个简单的行动就消耗了她大量的精力。这种反应让她的丈夫产生了误解，反过来又导致婚姻关系中更多的压力和紧张。当苏珊娜和她的丈夫了解了精神电池和红色区域后，两人的关系逐渐开始恢复正常。

如果在红色区域里，你不用我说就明白，自己的情况很糟糕。每一件事都需要你花费大量的精力。在与朋友共进晚餐后，你可能需要一个多星期的时间来恢复精神。由此，你尽可能地避开社交活动。你能勉强应付工作，但你总是在考虑请病假——其实请不请病假只是时间问题罢了。如果你处于红色区域偏下的位置，那估计你已经在休病假了。你的睡眠质量差，睡得很不安稳，会做很多梦。你的思绪非常混乱，难以平静下来。你也有可能经常感到焦虑和／或有惊恐发作[①]的症状。你很容易被激怒，其他人很难引起你的兴趣。

这是一个危险的区域，但你仍然能从中爬出来！我在工作中遇到的案例能证实这一点。在这个阶段，最重要的是去认真对待身体发出的信号并采取行动。你肯定不希望情况变得更糟。

---

①　急性焦虑症，又称惊恐发作（英文为panic attack）。患者突然感到恐惧，可伴有呼吸困难、心悸、胸痛、眩晕、呕吐、出汗、面色苍白、颤动等不适症状。

如果你觉得自己处于红色区域，我建议你联系心理咨询师或家庭医生，不要一直默默地忍受。有太多的人无法意识到自己处于这个区域，他们长时间地承受着这些症状——其部分是由于症状发展得非常缓慢且变幻莫测。这个过程如此缓慢，以至于患者本人和他们周围的人都无法察觉到。有时，这些症状存在了如此之久，以至于患者认为它们是正常的现象，觉得它们一直是自己的一部分。

红色区域内有不同的电量水平：从 40% 到 0%。根据电量水平的不同，出现的症状和发出的信号的严重程度及数量也有很大的差异。

你需要意识到的非常重要的一点是：这里所提到的症状你可能有，也可能没有；如果你没有表现出其中的某一个症状，并不意味着你就不在这个区域了。我们不能只看症状的数量，也要看症状的严重程度。你的症状数量和严重程度共同决定了你处于哪个区域，也因此不同的人可能会得出各种各样不同的结果。你可以把这些症状看作你的身体和心灵发出的警告，它们能很快捷地告诉你：你目前在哪一个区域。

知人者智，

自知者明。

胜人者有力，

自胜者强。

你的电量水平如何？

你目前可能已经认识到自己处于这五个精神电量区域中的哪一个了。但是，为了真正确定患者到底处于哪个区域，我在工作中会提出一些具体的问题。接下来我会和你分享这些问题，帮助你推测自己的位置。

首先，我来简短说明一下这些问题的回答方式。阅读题目并做出适当的思考，然后给自己在 0 到 10 之间打分。10 分意味着"我完全没有这些症状"，0 分意味着"我有这些症状而且情况非常严重"。当然，你也可以采用 0.5 分这样的评分单位，比如给出 7.5 分的评价。由于这份调查问卷共有 15 道题，若是有多个 0.5 分，还是会对最终结果有较大影响的。

回答问题时，要以你过去一个月的平均情况为标准，不要只看过去两天的情况。你的精神电池每天和每周都会有波动，所以你要尝试找到一个平均值。思考问题的时候，不要把情况想得非黑即白，要让自己沉浸于其中，然后根据直觉作答。

思考问题时，回想你生活中一个状态比较理想的时期，把它作为你的参考时期。你可以把这个时期的能量水平看作自己精神电量的 90%，然后把你目前的状态与该参考时期进行比较，看看两者的情况对比。举个例子：如果你从小到大一直都有难以入睡的问题，那么你可能在相关问题上打出 8 或 9 分，因为你的情况没有什么变化；但是，如果你向来能很快入睡，却忽然在过去一段时间里睡不着了，那么你可能得给自己打 4 或 5 分。

完成问卷的所有问题后，把分数加起来，然后除以 15，由此计算出你的精神电量水平。

调查问卷

打分标准

10 分：完全不存在，与我的情况相差甚远，我感觉棒极了

9 分：不存在，我感觉相当好

8 分：不存在，我感觉很好

7 分：偶尔会出现

6 分：会定期出现，我偶尔会受其困扰

5 分：存在，我受到了困扰

4 分：存在情况较多，我受到其困扰相当大

3 分：很强烈地存在，一切都非常艰难

2 分：压倒性地存在，我已经无法正常运转了

1 分：无法言说的痛苦，我感觉糟透了

精神电池的信号

以下这些信号反映了你的精神电量状况。

1. 注意力的问题

例如：你在工作中难以集中注意力。你是否注意到，最近很难长时间地盯着电脑屏幕；开会的时候总是走神；工作了半天之后，脑袋就已经被塞满了？你阅读书籍或者观看电视节目的时候有多大困难？在最糟的情况下，你是否一页也读不下去？别人和你说话时，你是否听不进去？你在工作中是否常常忘记事情，是否经常丢东西？

分数：＿＿＿＿

2. 短期记忆的问题

例如：你越来越记不住名字（不是年龄的问题）；经常忘记你的钥匙放在哪里；上班的时候记不住事，总是忘了自己有什么

安排；朋友或家人告诉你的事，你有些记不起来了。

分数：_____

3. 睡眠的问题

例如：你难以入睡吗？晚上上床后睡不着的时间变长了吗？你睡得不踏实吗？你是否会半夜醒来，之后难以再次入睡？你会在床上花半个多小时胡思乱想吗？你会在闹钟响起之前早早就醒过来吗？当你醒来时，你是否感受到恐慌或有压力？

分数：_____

4. 思绪的问题

你的脑袋里是否非常繁忙和混乱？你的思绪会不停地从一个主题跳到另一个主题吗？你是否难以保持思路的连贯性？你是否觉得自己的思考相比以前变慢了或者变快了？你能贯彻你的想法吗？你会很难停止思考吗？你会跟不上自己的思绪吗？你会感觉脑子里好像塞满了棉花吗？这些信号可能在你晚上睡不着觉的时候出现。

分数：_____

5. 享受生活的问题

你是否感觉生活的乐趣减少了，以前所经历的美好时光不复存在了？你会由此觉得生活很单调吗？你是否比以前不爱笑了？你还喜欢社交吗，与你的朋友和 / 或家人相处得还好吗？还是这些关系对你来说没什么意义了？如果你已成家，你还享受和孩子在一起的时光吗？（如果你的答案是否定的，那么你很可能会有强烈的内疚感。这时你要提醒自己，你对孩子的爱并没有减少，这只是你的精神电池发出的信号。）精神电量不足的时候，你会觉得生活十分平淡，感觉自己很麻木，像是被困在了一个虫茧里。如果你的情况如此，你的精神电量就非常令人担忧了。

分数：_____

6. 疲劳的问题

你是否整天都觉得很累？或者精力在一天中上下波动？去超市买东西对你来说是一个"大工程"吗？你会不会在早上感到非常疲惫，但是之后会有些许好转，甚至会在晚上"满血复活"？你是否感觉你的疲惫感不正常，不是那种简单运动后的疲惫感（比如搬家或者健身），而是一种彻头彻尾的、能把人压垮的疲惫感？你的整个身心都如此疲惫，以至于在大街上走着就能睡着？

疲劳分为不同类型。直接疲劳是劳动的结果。例如，你做了些运动，或者努力工作了一段时间，事后会感到劳累。一般来说，你能从中很快恢复过来。慢性疲劳就不一样了，它指的是长达几个月或几年内发展和积累起来的疲劳。也许你已经很久没有好好睡过一觉了，或者你已经过于辛苦地工作了一年多了。我在这里提到的都属于慢性疲劳，要清楚两者之间的区别。

分数：＿＿＿＿

7. 能量和情绪的波动

你在一天中是否会经历能量和情绪的波动？比如，你早上醒来的时候觉得自己无法度过这一天，但随着时间的推移，你的状况开始好转，甚至在一天结束的时候感觉非常好。你会不会在夜晚精力充沛，感觉甚好，导致你睡得越来越晚，早上赖床太久？或者你的情况恰好相反，你早上感觉良好，但晚上六点左右就想睡觉了？

分数：＿＿＿＿

8. 你感觉自己不想再存在下去

这种感觉会以不同的程度出现。也许你有时会想：要是我第二天醒不过来，我是不会介意的。这不一定意味着你想死，它也可能是一个信号，想告诉你：你不知道该如何应对生活中的某些情况。当然，你可能制定了一些计划，并努力地朝着目标行事。这种感觉往往不是有意识地出现的，它会不知不觉地侵入你的思绪。如果这符合你的情况，这种想法频繁地出现，我建议你尽快联系心理咨询师。

分数：＿＿＿＿

9. 内疚感和 / 或钻牛角尖

这些感觉也会以不同的程度出现，这取决于你精神电池的状况。想象一下，你的脑子里有一个放大镜，它会关注那些对你有影响的事物，比如你的日常生活和经济状况，工作上的问题和家里的麻烦事，等等。如果你自我感觉良好，你的放大镜与这些事物之间会相隔一段适当的距离，它们不会被过于放大；但当你的精神电量较低时，距离就会缩短，一切都会被放得很大。因此，当你的精神电量较低时，小问题往往会被放大得不成样子。

举个例子。假如你对朋友说了一些不好听的实在话，如果你的精神电量较满，处于绿色区域，你可能顶多会后悔一会儿，不会钻牛角尖。然而，如果你的精神电量较低，你会把这件事无限放大，以至于你整晚都想着它，彻夜难眠。

如果你把放大镜放得太近，就可能生出（极大的）内疚感，感觉自己一无是处，从而对自己形成一个非常消极的认知，或者觉得自己到处碰壁。然而事实并非如此，只是你的放大镜把一切都夸大了。

分数：＿＿＿＿

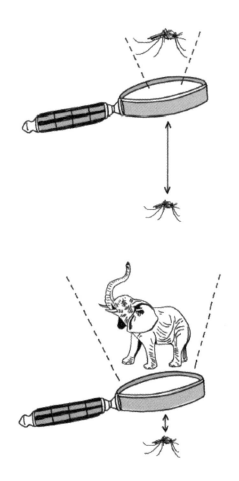

10. 食欲的问题

你还觉得食物很美味吗？你比以前吃得少了还是吃得多了？吃东西后你很快又会变饿，或者你吃几口就感觉饱了？你的体重开始增加或减少了吗？你吃饭不那么香了，食物变得更加无味了吗？你的食欲可能会受到你的精神电量的影响。想一想，你会不会偶尔不吃午饭，甚至直接忘记吃东西？或者你吃得很少，否则会感到恶心？（后者是一个很严重的信号。）

分数：_____

11. 性欲的变化

你对性的欲望减少了吗？如果你是男性，你有射精或勃起的困难吗？你是否觉得自己对亲密接触的需求减少了，不想去触摸别人，也不想别人触摸你？或者你仍然有这些欲望，但不想采取行动？当然，在你感到健康的时候，你的性欲也会有波动，而且性欲变化可能由许多不同的原因引起（比如工作劳累、情感问题、经济问题等），但一般来说，这些变化仍然与精神电量有关。性欲增强也可能是一个信号。

分数：_____

12. 易怒的问题

你易怒吗？以前能平和对待的问题，现在很快会让你变得懊

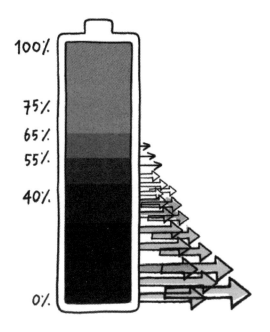

恼？你需要花多长时间才能再次冷静下来？这个时间很长吗？你是否对平时不屑一顾的琐事感到异常烦躁？或者你觉得自己过于敏感？你会不会对没犯什么错的人大发雷霆？恼怒和烦躁的感觉会被你脑中的放大镜无限放大。

分数：＿＿＿

13. 身体上的问题

你是否有头痛、胃痛、大便异常、背痛或其他身体上以前所没有的症状？这些可能是来自你精神电量的信号。电量不足会导致各种身体不适，如偏头痛、恶心、肌肉疼痛和肌肉僵硬。所以，不要像中世纪的人那样把身体和心灵分开考虑。你的身心是紧密相连的。例如，患有严重抑郁症的人会有更高的患上心脏病的风险，反之亦然。身体和心灵会相互作用，相互影响。

然而，在得出你电量不足的结论之前，一定要先排除纯粹的生理原因。在我的工作中，我会检查患者的全血细胞计数[①]，例如甲状腺的全血细胞计数，并询问他们的身体状况如何。如果你有严重的身体不适的状况，去看看医生一定没有坏处。

分数：＿＿＿

[①]　全血细胞计数（英文为complete blood count或full blood count），又被称为血常规、血象、血细胞分析等，提供关于病人血液细胞的信息。

14. 你看起来怎么样？

你看起来比平时更累吗？你的皮肤是否没有光泽，出现了斑点？你是否觉得活力从你的脸上消失了？你是否怀念自己在美好时代容光焕发的样子？你的脸色很暗淡吗？你是否不怎么在乎自己的外表，感觉没有精力再做个人护理了？

分数：_____

15. 阴郁的感觉

你是否有一阵阴郁的感觉？你会给自己的情绪打很低的分数吗？阴郁的感觉会以不同的程度和形式出现。你可能会感到颓废，同时也没有参加活动的欲望。你需要强迫自己做事吗？你是否会问自己：这一切有什么意义？你是否缺乏活力和热情？

分数：_____

总　结

在把这些分数加起来之前，再次检查一下，你是否取了过去一个月或两个月内的平均值。

你的总分是：_____

将总分除以 15，结果为：_____

这就是你的精神电池当前的电量水平。

　　我希望你得到了一个高分。如果你的分数较低，最好把它分享给你熟悉的人，问问他们是否认可这个结果。如果你有疑虑，请向心理咨询师或其他健康专家寻求帮助。

　　本问卷不能代替医疗救助，也不是一种诊断工具，但它可以帮助你深入了解你的感受。

能　量

第 2 章

**为什么总是感觉被掏空：
如何应对"心理内耗"**

本章目的

1. 学会识别能量给予、恢复和消耗的方式。

2. 意识到它们是如何影响你的日常生活的。

3. 在日常生活中，学会在必要的时候做出改变。

皮特说他的精神电量消耗得很快，然后就会出现疲劳、忧郁、挫败感和内疚感，以及睡眠和注意力问题。这些症状的出现有一定的规律，其背后似乎没有明显的原因。像往常一样，我询问了他的日常生活情况，包括饮酒、体育锻炼等方面。他今年47岁，已婚，有三个孩子，在政府部门工作。皮特的生活看起来一切都好，我必须承认，开始的一段时间里我也不清楚他的生活出了什么问题，但我们一直保持交流。几个月后，他告诉我，他感觉很难跟上妻子的脚步。他的妻子是一个每时每刻都很开朗、精力充沛的女人。他说，她几乎不需要睡觉，每天都非常忙碌，从工作到孩子，一刻也不会停下。在皮特的描述下，他的妻子是一个不知疲倦的人，但皮特把她视为了一个标准：他的妻子是正常的，而他自己是不正常的。

他说他们几乎每个晚上都安排有社交活动：晚餐、聚会……从没有停止过，即使周末也不例外。皮特的妻子可以享受这一切，但皮特很快就受够了。

我告诉皮特，他的妻子是一个精力特别旺盛的人，这样的人并不常见。其实，他比自己想象的更接近一个"正常人"。在这之前，皮特一直以为自己是一个有着各种症状的病人。而他此刻终于意识到一个事实：每个人都是与众不同的，不是所有人都以同样的方式应对事物。这个人这方面做得好，那个人那方面更擅长，每个人都有自己独特的构造。对皮特的妻子来说，这些活动是能量给予方式，而对皮特来说，它们是能量消耗方式。

在本章你将学习到，如何意识到日常活动对自己的影响，以及它们对精神电量的影响程度。明白了这些后，你就可以对你的生活进行微调，有意识地做出更多对你有益的决定。你能更清楚地认识到，自己应该做什么，应该适度地做什么，不应该做什么，从而保持你的精神能量水平。当你学会注意这些问题之后，你的精神电量也会开始上升。

举一个我自己生活中的例子。即使在我感觉良好的时候，我也有一层很薄的过滤膜，这意味着我很"敏感"，能从别人身上看到和感受到很多。这种敏感性在我的工作中可能非常有用，但它也意味着，比起有很厚的过滤膜的人，我能应对的刺激更少。

当我工作了一天后，我知道自己不能在下班后立即与他人共进晚餐，刚下班的我需要一些时间来恢复，我通常会去一趟健身房。之后，我才能和别人见面。

多年来，我能够向朋友和家人们解释自己的情况，让他们明白我就是这么运作的，我并不是针对他们。他们知道我喜欢和他们见面，但最好是在约定的时间内，在一个不太紧张的、没有太多刺激的环境里。我最喜欢在周末的午餐时间与他们见面，一顿午餐最多花费一个半小时，这对我来说刚刚好。我周围的人都接受了这一点，他们并不觉得我是个怪人。通过倾听自己的心声，并做出对自己和自身的系统有利的行为，我感觉更好了，也成了一个更好的朋友。我的工作效率很高，精神上也感觉很好。

人们往往会不自觉地打造一个自己希望成为的形象，而看不到自己的实际形象。社会形象的塑造在我们对于什么是"正常"的看法上有很大的影响。一个很有趣的现象是：精力最旺盛的人往往会被当作标准。想想看，一个有全职工作的母亲，养育三个孩子，每周健身三次，非常善于社交，同时做着志愿者的工作——她将成为我们眼中的标准，即便我们的精力远不如她。我们都为达到这个标准而努力，挫败感也不断浮现。不仅是我们身边的人，社交媒体、电视节目、杂志和互联网都无时无刻不为我们描绘这些理想的形象，促使我们与他们进行比较——这导致我们常常把标准定得太高。

问自己以下重要的问题：你把标准定得有多高？你对自己提出的要求合适吗？你设定的标准太高还是太低？

你有可能多年来维持某种生活方式，尽管它实际上对你要求太高了。总有一天，你的能量会耗尽，然后你会生出一种挫败感。几乎每个陷入这种困境的人一开始都把自己的问题藏在心里。对于事情进展不顺利的事实，你通常会感到羞愧，你也不想让别人知道你没有达到（自己设定的）标准。为了摆脱困境，你会更加努力，加大油门，希望能回归正轨。

人们往往会试图维持自己原本的生活方式，让它持续得越久越好。他们咬牙坚持，直到自己完全撑不下去。这是非常不幸的，因为你陷得越深，就要花越长的时间来恢复原状。

从你自我感觉良好到你完全停止运转的那一刻，你的身体和头脑会在这期间发出许多信号。不幸的是，许多人不会注意到这些信号。如果人们能更早地注意到它们，了解它们的意义，就可以更早地采取行动。如果没有这种意识，人们只能在几个月甚至几年后才会注意到这些信号。然而为时已晚，精神电量已经过低，需要很长的时间才能重新充满。这就是缺乏能量管理意识的危险所在。

不同类型的能量管理

一种类型的运动员与另一种类型的运动员截然不同，当然，也没有人期望他们是一样的。这就是为什么我认为不同的运动员能很好地说明人们在能量管理方面的差异。

让我们来谈谈马拉松运动员山姆，他是一个 32 岁、身高 180 厘米、体重 73 公斤、身材精干的男人。山姆在一家电信公司工作，爱好跑步，尝试每年参与两三次马拉松比赛。

马拉松对运动员的要求很高。在跑马拉松之前，山姆需要保持身体状况处于巅峰状态。他在比赛前会花几个月的时间训练，以确保自己能够完成马拉松。但是，除了他所做的一切体力准备之外，他的身材保持也是一项重要的准备。通常情况下，马拉松运动员的身材都很精干，山姆也不例外，他非常符合一个马拉松运动员的形象。

现在再来看看橄榄球运动员鲍里斯，他是一个 25 岁、身高 192 厘米、体重 105 公斤的壮实肌肉男。鲍里斯在南非的乡村长大，在荷兰生活的时间不长。他在一家初创公司工作，每周参加两次橄榄球训练，每周末打一场比赛。橄榄球是他的激情所在，鲍里斯可以把他的所有能量投入其中。

橄榄球是一项与跑步完全不同的运动。在比赛中，鲍里斯需要在短时间内消耗大量的能量，因此一个肌肉发达、结实强壮的身体是必备的。幸运的是，鲍里斯生来就有这种身材。

我们可以开玩笑地问鲍里斯是否想在下星期跑一场马拉松，若是他同意了，他很可能会表现极差，跑不了几公里就得放弃。同样的，如果我们让山姆去打橄榄球，他也肯定不会成为最后的赢家，很可能在比赛刚开始的几分钟里他就被人撞倒在地，需要被拉去急诊室了。

山姆和鲍里斯的例子非常清楚地表明：每个人的身体构造是不一样的。一个人会觉得自己更像山姆，而另一个人会觉得自己更像鲍里斯。我们的精神构造也是如此：一个人可能会比其他人更长时间地全神贯注于工作；而另一个人可以在短时间内有出色的发挥，但需要更频繁地进行自我恢复。

著名的企业家理查德·布兰森①似乎能够永远保持一种马拉松式的生活。他的公司正在稳步地发展壮大，而他仍然在追逐远大的梦想，充满了雄心壮志。如果你读他的书或看他的访谈，你

---

① 理查德·布兰森（Richard Branson）是英国最具有传奇色彩的亿万富翁，维珍集团（Virgin）的创始人。

会了解到，他每天都非常忙碌，有一场接一场的活动。他已经有满满当当的行程安排，却仍然说希望自己每天能有更多的时间来完成更多的工作。他想充分利用生活的每一分钟，在每一天里都能保持全速前进的状态。在一天的工作结束时，他也不会马上休息，他总有邮件要发，有计划要安排。只有在临睡前刷牙的时候，他才会花 2 分钟时间做些反思。睡了仅仅 4 个小时之后，他又开启新的行程满满的一天，周而复始，循环往复。

有些人真的可以长时间坚持这样的生活，但他们属于少数，大概只有万分之一。然而，对许多人来说，布兰森的马拉松式生活成了一个标准。特别是那些驱使自己去成就事业并取得"成功"的人，他们往往会承担远远超出自己能力的工作。一个马拉松运动员必须很好地照顾自己的身体，良好的训练和营养是非常重要的，同时也要注意休息，让经历了疲劳的活跃期的身体得到恢复。马拉松运动员都了解这一点，并且非常自律。我们可以向他们学习。

有时我会在工作中遇到一些人，多年来，他们一直相信自己每晚只需要五六个小时的睡眠，希望每周工作七八十个小时而不受到任何负面影响。最终精疲力竭、电量不足的他们会踏进我的办公室。现实的情况是，一个 18 至 65 岁的成年人每天需要 7 ~ 9 个小时的睡眠。他们并不都有如理查德·布兰森般的"续航"能力和睡眠需求，残酷的事实往往向他们证明了这一点。他们来找我，是因为他们的系统早就发出了很多信号，警告他们身体出现了异常。

如果我们一直对自己提出过高的要求，我们的精神电池迟早会发出抗议。你的身体构造比不上理查德·布兰森，意识到这一点可能不太好受。但是，能够接受现实并做出恰当的行动，是让自己感觉更好的关键。

无欲则无求，

无求则无忧。

一个普通的工作日（对于大多数人来说）

◆ 06∶30 起床

◆ 07∶00 叫孩子们起床、洗漱、穿衣服

◆ 07∶45 吃早餐

◆ 08∶00 收拾东西，出门，送孩子上学

◆ 08∶45 到达工作地点

◆ 09:00—17:00 持续工作，充满会议和 DDL[①] 的一天

◆ 17:30 去学校接孩子

◆ 18:00—20:00 做晚饭，吃饭，哄孩子睡觉

◆ 20:00—22:00 查看邮件，一些任务收尾

◆ 22:00—23:00 看电视，阅读新闻，喝点酒

◆ 23:00 上床睡觉

对许多人来说，这是普通的一天。许多事件接踵而至，没有一刻可以休息。周末往往也不例外，充斥着各种各样的活动：带孩子出门、出席社交场合、购物等。

本章的目的不是让你完全改变你的日常生活，这实际上也不可能。重要的是，你需要检验自己是否有可能达成新的平衡。我们常常意识不到自己在一天中会做多少事，以及它们对我们的健康情况有什么影响。通过一些小的干预，你也能取得很大的成果。

本章的目的也不是让你持续不断地关注自己所做的一切。你能坚持一段时间，但几天后，这种意识会逐渐消失，这很正常，因为想要打破根深蒂固的模式是非常困难的。我所说的模式指的是你的行为和思维模式：你的思考、行动和生活方式，这些是你习得的，但部分也是由基因决定的。

---

① 英文 deadline 的缩写，指工作截止日期。

没有捷径

如果你想做出持久的改变，就需要时间、自律和决心，可以说是"一分耕耘，一分收获"。然而，渴望改变自我的人更想找到一条捷径。我们往往没有时间或精力来改变自己的人生观，因此希望有一个简单快速的解决方案，方便我们"抄近道"。

那些想"给你幸福人生"的行业人士就是在利用人们对捷径的渴望。这也很符合逻辑，毕竟人们对幸福的需求总是相当大的。这些行业从那些希望快速且轻松地改善日常生活的人身上赚了不少钱，尽管其中一定有一些好的措施和建议，但不幸的是，庸医的偏方往往也很多。我并不反对你参加有教育意义的研习会① 或者课程，只要它们能为你提供一个可实现的、现实的目标。但是，我仍然对这些捷径保持怀疑态度。而且我认为，在你"抄近道"之前，把基础打好是很重要的。我希望这本书能够帮你打好基础，你可以在此之后接受那些"给你幸福人生"的研习会作为补充，进行下一步的发展。

我在工作中经常看到有人在选择这种捷径时很不小心，导致自己陷入困境。梅塔就是这样一个例子。她是一位28岁的女性，单身，从事法律行业。经过了一周的辛苦工作后，她需要好好放

① 研习会(英文为workshop)指由几个人进行密集讨论的集会,通常需当场做练习。

松一下。在星期五晚上，她给一个朋友打电话，约她一起去迪厅跳舞。她们会喝很多酒，一晚疯狂后，梅塔大概在凌晨三点上床睡觉。第二天早上，她匆匆赶往热瑜伽课——"热瑜伽"的意思是在 40℃的高温环境中做瑜伽。这是梅塔的"捷径"，她说这对自己有好处，能帮助她找回自我。下课后，她会喝一些排毒果汁来"清理体内的毒素"。到了中午，她会和另一个朋友一起吃午饭，之后出门购物。下午五点的时候，她的老同学会来家里做客，然后决定留下来过夜，因为当天晚上两人会一起出门玩。

以这种方式生活了几年后，精疲力竭的梅塔来到了我的诊所。在上学时期，她能很轻松地维持这种生活方式。现在的她每周有50 小时的工作时间，情况就不一样了。梅塔开始工作的那一刻便是她的转折点。她以为自己通过热瑜伽和排毒果汁就能保持生活平衡，但这其实是在欺骗自己。

我们总是等到自己疲惫不堪的时候才决定做出改变，这一点真是令人惊奇，但同时也一点都不奇怪。

你固有的行为模式的力量，比你永久地改变自己（一个）行为的力量要大好几倍。

想一想：人们经常在下班后喝点葡萄酒或啤酒，他们这样做往往是为了把一天的工作抛在脑后，好好放松一下。这种行为模式（工作后饮酒）可以让他们放松，这一模式也就很难被打破。

因为，如果你禁止他们回家后喝酒，就等于剥夺了他们的休息和恢复的时间。要改变这种工作后饮酒的行为，你必须找到具有相同效果的行为来替代它。只有当人们看到新的行为会给他们带来明确的好处时，他们才能成功打破旧的行为模式。

想知道一种行为模式的力量由什么来决定吗？那你就要诚实地问自己：这一模式能给你带来什么好处？如果一种模式对你没有任何好处，那你早就改变它了（除非你是上瘾了）。

摆脱模式，对工作生活进行一次小干预

在我开了自己的诊所之后，我想尽可能地帮助更多的人，所以我的日程表总是被填得满满的。我不知道一个安排紧凑的工作日会对我有什么影响，也不知道它将花费我多少精力，但我已经习惯了这种充实的工作日——我的模式就是满满的行程，这给我一种好的感觉：我觉得自己很有用，是一个"好医生"。

刚开始的时候我还很适应，但从某一天开始，我有了一种深深的疲劳感，这种疲劳感在睡了一晚后也不会消失。我整天都感到疲惫，无论从身体上还是精神上，我感觉工作变得更沉重了。如果让我按照工作结束后的感觉给我的一天打分，我会打 5 分。虽然一天过得挺好的，但我最后非常疲惫，这种感觉并不好。

我仍然觉得自己能挺下去，我想：多做点运动就好了吧！于是我这样做了，但令我吃惊的是，我变得更加疲惫了，以前的我明明在运动后总会感觉很好。我还注意到，我对事物变得更加淡漠了。我并不感觉阴郁，但对自己的情感不那么敏感了。我当即就明白，我必须做出改变，因为我非常需要我的情感和对事物的敏感度以感知患者的信号。如果我再这样下去，将无法给患者提供我想提供的帮助。

因此，我开始尝试发掘现状的根源。我怀疑这是我的工作太过忙碌造成的，我必须做出改变。于是，我拿出了我的调查问卷，上面列出了影响我心态的种种因素。

我把这份调查问卷上的内容看作我幸福的支柱，问卷如下。

调查问卷

1. 这与我的健康有关吗？比如我是否感冒发烧了。

2. 这与我的工作有关吗？我的负担是否过重？我是否需要处理过多的外界刺激？

3. 这与我和他人的感情有关吗？我和他人是否保持着良好的联系？我们能好好相处吗？我们能坦诚地交流吗？

4. 这与我的家人有关吗？我是否和他们保持着尽可能好的

联系？

5. 这与我的社交有关吗？我和朋友见面的次数够吗？我需要给朋友打个电话聊聊吗？

6. 这与我的经济状况有关吗？我是否有经济压力？我需要支付一笔高额账单吗？我有任何负债吗？

7. 这与我的家居有关吗？房子一切都好吗？有没有哪里漏水了？有哪里需要重新上漆吗？

8. 这与我的个人成长有关吗？我在学习吗？我是否感到自己在成长？我是否经历了足够的挑战？

这些问题的答案帮助我发现了问题的根源。我意识到，我在工作中承受了过多的负担，受到了过度的刺激，却没有得到足够的休息。我的解决方法是：在工作与工作之间计划5到10分钟的休息时间。我不是在每次谈话之间都休息，而是每天固定休息几次。起初，我对这个变化感到有些内疚，觉得自己没有那么多时间来帮助别人了。虽然努力工作会给我带来满足感，但我还是要做出改变。

在这些休息时间里，我会做一些与工作完全无关的事情。比如，我会出去散散步，或者在网上浏览一些旅游景点，做一会儿假日美梦，想一些与工作无关的事情。自从我做出了改变，我的工作日感觉不一样了，变得更平静、更轻松了。而且，我过了一段时间后才感觉到效果。所以，我的建议是：当你做出改变时，要给自己一点时间，不要急着下结论，认定改变没有起作用；你需要坚持一段时间，才会观察到积极的效果。

过了一段时间，我的症状减轻了，我的打分从5分提升到了7.5分。虽然我在一天结束的时候并不是精神饱满的，但我只需要比较少的恢复时间就可以应对第二天的工作。

通过这个例子我想说明，一个小的干预能够显著地提升你的幸福感。通过这个小小的干预，我的生活变得更加愉快了，我对自己更有信心了，也有了更多的活力；同时，我对自己的系统有了更多的了解。在工作中，我从我的客户身上也能看到这一点：小小的调整能带来巨大的变化。

本书的主要目的即是让你的生活变得更加愉快，让你感觉更好，对自己更有信心，也更有活力。你首先需要进行彻底的自我审视，然后对你的行为或思维模式做出（小的）改变，从而实现这一目标。这些改变是由你在自己身上的发现来决定的，不是外部强加给你的。

改进只需要三步

第1步：意识到你当前的能量水平，详见第一章关于精神电池的描述。

第2步：意识到你日常生活中的能量给予方式和能量消耗方式。我在后文会对此做出解释。

第3步：探索有哪些能真正提高你的能量水平的方式。

日常生活中的所有行为和活动都可以分为以下四种类型：

1.积极能量给予方式（＋能量给予方式）；

2.能量恢复方式；

3.积极能量消耗方式（＋能量消耗方式）；

4.消极能量消耗方式（－能量消耗方式）。

根据我的个人经验，生活中的任何活动或事件都可以被归入这四种类型中的一种。当我们意识到这一点，并能准确识别出某个活动的类型时，我们的自我认识也会相应加深，从而使我们更好地照顾自己。

1. 积极能量给予方式（＋能量给予方式）

"＋"代表"积极"。积极能量给予方式指的是那些能为你增加能量的活动或事件。比如，与一个好朋友喝杯咖啡，叙叙旧；或逛逛博物馆，找点灵感。积极能量给予方式是你在日常生活中能给你的精神电池充电的积极方式。心理治疗也可以是一个积极能量给予方式，因为人们经常在心理医生那儿成功"充电"。其他的方式还有：

◆ 和孩子交流

◆ 运动

◆ 从事兴趣爱好

◆ 睡觉

◆ 走进自然

◆ 欣赏一朵美丽的花

◆ 社交

◆ 听音乐（对许多人来说，但不是所有的人）

积极能量给予方式可以是任何形式。它可以是一场只有几分钟的小活动，也可以是一场持续性的活动，比如一个假期。当然，这对每个人来说是不同的，如果你感觉以上这些方式都不适合你，也是完全没有问题的。你所处的环境也会对你有影响，可以给你带来能量，也可以让你失去能量。如果你想确定一项活动是否会为你增添活力，你就要问自己：我期待它吗？我真心想做这件事吗？

对我来说，潜水即是一个积极能量给予方式。很可惜，这不是我能经常参与的一项活动，但我仍试着每年计划一次潜水旅行。我真心享受美丽的水下世界，与鱼群和珊瑚融为一体。潜水给我带来一种宁静的感觉，每次潜水，我都会感到满足、踏实，再次充满活力。

你的积极能量给予方式有哪些？请在下面写出来。

1. _____

2. _____

3. _____

4. _____

5. _____

6. _____

7. _____

8. _____

9. _____

10. _____

2. 能量恢复方式

相比于积极能量给予方式，能量恢复方式指的是更偏中性的活动和事件。你对这些活动不一定会抱有期待，但你知道它们对你有好处。

例如，游泳对我来说是一个能量恢复方式。在游泳之前，我很少有想游泳的欲望，在这方面，我和我的游泳伙伴们感同身受。但是，在游泳之后，我总是很庆幸自己没有选择放弃。我感到精力充沛，思绪平稳，晚上睡得像婴儿一样。

能量恢复方式对我们来说是很有好处的，然而，一旦你不留心，它们就会溜走。这并不出乎意料，你必须为其做出努力，而且往往在一开始的时候，你并不喜欢做这些事。

法伊萨就遇到了这样的问题。她在和我面谈时表示，她感到情绪低落、疲惫，还有一些其他的症状。在面谈时，我总会问对方是否运动。法伊萨告诉我，她是一个运动俱乐部的成员，但几乎从未去过那里。自从她感觉身体不适后，她最先放弃的一件事就是运动。

当我问人们参不参加体育运动时，他们经常回答："参加，我是某个俱乐部的成员。"但当我接着问下去时，我会发现他们其实更像是俱乐部的"赞助商"，而不是积极的参与者。总之，我激励法伊萨重新开始体育运动。当她克服了自己的反感后，运动给她带来了很大的能量。

我自己也曾在这个问题上挣扎过。以前，辛苦地工作了一天后的我会想：好累啊，我不想游泳，这对我没什么好处。然而，放弃游泳的我并没有感觉更好，而且睡得也不踏实。游泳后的我即使感觉很累，也觉得精神电量增加了。游泳给我带来了很多好处，除了给我增加能量外，它还让我有了一种平衡感。我开始理解并亲身体验到，精神上和身体上的疲劳是有区别的。

我现在明白，当我（用脑）工作了一整天后，我会感到疲倦，这属于精神上的疲倦，而不是身体上的疲倦。当我有这种疲劳感的时候，我就会去游泳。除非我感冒发烧了，或者有其他身体不适的状况。

在参与能量恢复方式类型的活动或事件之前，你不必有参与的欲望。就能量恢复方式而言，你在事中和事后的感觉才更重要。这样来看，填写报税表也可以看作一个能量恢复方式——这件事并不有趣，但最后确实能让你感到安心。

发现自己的能量恢复方式可能比较难。特别是当你的精神电量较低的时候，找到这一类型的活动对你来说可能是一个挑战。但是，无论如何，你都要好好想一想，并试着写在下面。

能量恢复方式：你需要督促自己去做的事情，它们能够帮你找到平衡。你的能量恢复方式有哪些？请在下面写出来。

1. _____

2. _____

3. _____

4. _____

5. _____

6. _____

7. _____

8. _____

9. _____

10. _____

3. 积极能量消耗方式（＋能量消耗方式）

大多数人很难发现积极能量消耗方式并承认其影响。这一类型的活动做起来很有趣，让你很享受，但事后你的能量会大减。这大部分归咎于你的习惯和来自社会的压力。你也可以把这类活动看作"狙击手"——它们看起来并不危险，实际上它们本身也真的没有危害，然而，你要是在它们的"视线"里待得时间太长，就很容易会被它们"狙击"。

这里的"＋"代表你在活动或事件中的感受。从你非常喜欢做的事情到让你感觉一般的事情——这些活动就存在于这样的一个范围里。举个例子，在我的生活中，我的工作就是一个积极能量消耗方式：我很喜欢工作，上班让我有积极的感受，但在一天结束时，我会在精神上感到非常疲惫，不能再处理更多的事务了。至于让我感觉一般的活动，去超市购物算一个——不是很有趣，但也不烦人。

能量消耗方式里面的"消耗"一词指的是活动的最终结果。在这里，一个棘手的问题是：你的身心系统并不总能立即发出明确的信号。往往在事后，你的身体才会发出信号，告诉你这个活动耗费了你的能量，甚至这个信号会在你身体里潜伏一段时间后才出现。结果是，你可能会在某一天感受到不愉快，却把它与完全无关的事情联系起来了，没能发现它背后真正的"罪魁祸首"。这会导致种种问题出现，例如情感上的问题：你可能会把一肚子的怨气都撒在你的爱人身上，然而他们什么错也没犯。

积极能量消耗方式可能包括：

◆ 周末和朋友出去吃饭

◆ 社交场合，比如生日宴会

◆ 与家人一起出门游玩

◆ 开派对

◆ 进入一个忙碌的环境

许多普通的日常活动都属于积极能量消耗方式。一般来说，工作可以被看作一个积极能量消耗方式：做起来通常很有趣，至少我希望如此。但在现实中，很少有人能在工作了一天后仍然精力充沛。

对许多家里有孩子的人来说，他们的生活往往充满了积极能量消耗方式。养育孩子这件事对人的要求很高。例如玛莉特，她有三个孩子，分别是 8 岁、10 岁和 14 岁。当我得知她的日程安排和她每天都必须完成的事情时，我深感佩服。当她来找我寻求帮助的时候，她整个人都显得非常疲惫，以至于她难以享受她的生活，不那么喜欢和孩子待在一起。她很难隐藏这种负面情绪，这也导致她家里的气氛变得更加紧张。我非常敬佩像玛莉特这样的人，他们经历了一天忙碌的工作后，还要在繁忙的交通里穿梭，到学校接孩子，再回家准备晚餐，打扫卫生，最后哄孩子睡觉。当然，养育孩子是一件很棒的事情，但从能量管理的角度来看，这让许多人难以承受。

你在玛莉特的身上看到了自己的影子吗？如果是的话，你可能也很难向自己承认这一点。请记住：你的疲劳感和你对孩子的爱没有任何关系。人们往往会在这两者之间建立联系，从而产生内疚感和挫败感。这是完全没有必要的。要尝试把"爱"和"电量不足"的感觉分开，这样，即使在你非常劳累的情况下，也能感受到爱。

这一类型没有什么严格的定义。一个活动对某个人来说可能是积极能量消耗方式，但对另一个人来说可能是积极能量给予方式。例如，我个人非常喜欢打扫卫生，在打扫的时候，我可以放松思维，让大脑得到休息。但我知道，对于一个从事体力劳动的人来说，辛苦工作一天后，他肯定不愿意再干体力活了。

如果你在一个月内有意识地评估日常生活中的活动和事件，你就能发现哪些是你的能量消耗方式，哪些是你的能量给予方式，进而了解哪些活动给你提供能量，哪些活动消耗你的能量。这可能会引起抵触情绪——因为我们会妄下定论，感觉必须抛弃自己爱做的事情。但事实并非如此：你的生活会变得更美好，而不是更乏味。我们的目标是意识到自己的日常活动到底消耗多少能量。当弄清这一点，你就可以做一些小的调整，以便让这些活动消耗更少的能量，这样你每天就能做更多的事了。

人类天生就是社会性的动物，人们喜欢和其他人在一起。我们经常参与社交活动，特别是在周末，且大多社交场合都涉及饮酒。很多来找我咨询的电量不足的人，都认为这些活动能帮助他们保持精力充沛，毕竟，他们在社交的时候感觉非常好。但是，度过了一个忙碌的周末后，他们的日子通常不那么好过。他们常常把糟糕的感觉归咎于周末之后那些不那么有趣的活动，比如工作——人们往往把不好的感觉和当下的活动联系起来，但这些感觉可能是由几天前的活动导致的。

由此，人们得出的一个常见的谬论是：周末繁多的社交活动是好的，因为它们让我感觉很好，而且很有趣。人们通常看不到，自己的情绪低落是几天前彻夜喝酒的结果。他们没有意识到，参与过多的社交活动实际上是在自掘坟墓。你的精神电量越低，夜晚的玩乐就会消耗越多的能量。最后，你会觉得自己再也坚持不下去了。

　　你的目标不是完全禁止这些活动，而是意识到它们对你的影响，从而采取适当的行动，防止你的精神电量进一步下降。有时，你可能会有意识地选择做一件你明知会消耗自己能量的事情，因为你觉得它非常有意义。这不是不可以，只要你考虑到它会消耗的能量，了解你需要计划出来的恢复的时间，就没有什么可担心的了。

　　托比亚斯是一个 24 岁的学生，他的精神电量比较容易下降，但他找到了一种方法来有意识地应对积极能量消耗方式。他曾经在社交生活上遇到很多困难。他还年轻，想享受生活，觉得自己充满活力。他想和朋友们一样，出门吃喝玩乐，参加派对，大口喝啤酒，但这些活动让他感到十分疲惫。现在，他找到了一个平衡点：他只去参加那些自己真正喜欢的聚会，在之后的日子里，他会花很多时间来恢复身心。这样，他限制了社交活动对自己的消耗，同时也能更加享受和朋友在一起的时光。

　　过多的积极能量消耗方式会导致心理和身体上的病症，包括但不限于头痛、胃痛、肠道问题、皮肤问题、疲劳、阴郁、情绪失常、情绪波动、麻木、无精打采、过度敏感、烦躁和睡眠问题。

　　研究一下你的积极能量消耗方式都有哪些。如何判断一个活动是否属于这一类型呢？你可以先设想一个活动，比如和好朋友一起吃饭，然后问自己一个问题：和朋友在一起待24小时后，你会感觉精神电量更高了还是更低了？这个问题同样也适用于工作：也许你可以每天工作八九个小时，但如果你持续工作24个小时，又会感觉如何呢？想一想那些能给你带来愉悦感的活动和事件，将其持续时间延长到12或24个小时，设想自己会有什么感觉。如果你光是这么想就感觉累了，那么它就是一个积极能量消耗方式。

你的积极能量消耗方式有哪些？请在下面写出来。

1. _____

2. _____

3. _____

4. _____

5. _____

6. _____

7. _____

8. _____

9. _____

10. _____

4. 消极能量消耗方式（-能量消耗方式）

消极能量消耗方式指的是消耗你大量能量的事件和活动。想一想那些你不喜欢做的事情，它们会以非常快的速度消耗你的能量。假设你必须在周日下午去参加你一个舅舅的生日聚会。开车往返需要 3 个小时，你和这个舅舅其实平日里没有任何往来，但那天是他的 50 岁生日，你必须到场，否则就是对他的不尊重。你知道在返程的路上会因为道路施工而堵车，也知道下周会非常忙碌。这显然是一个消极能量消耗方式。

让你意识到消极能量消耗方式的存在，其目的不是让你完全避开家庭聚会或其他让你不愉快的活动，而是帮助你了解你的消极能量消耗方式都是什么，以及它们会消耗你多少能量，这样你就可以对其进行干预，制定更明智的计划。在应对消极能量消耗方式时，适当地采取行动是非常必要的。有些事情你必须做，否则会导致更大的负面影响。

有趣的一点是，如果你的精神电量较低，那么在你精神电量较高的时候属于积极能量消耗方式的活动和事件可能转变为消极能量消耗方式。例如，如果你的精神电量很低，你可能会对与好朋友聚会感到反感，因为你之后需要一个星期才能恢复过来；若你的精神电量较高，可能只需要一两天。因此，你要诚实地面对自己：如果你怀疑自己的精神电量较低，请检查一下你原来的积极能量消耗方式，看一看它们是否已经变成了消极能量消耗方式。

为了帮助你思考，你可以看看以下这些可能属于消极能量消耗方式的大大小小的活动：

◆ 周日下午的家庭聚会……你得和远房亲戚坐在一起

◆ 报税

◆ 行政事务

◆ 遇上交通拥堵

◆ 开车或骑车穿过繁忙的城市

◆ 噪声污染

◆ 装修

◆ 搬家

◆ 工作会议

◆ 伴侣睡觉打鼾

从上面可以看出，消极能量消耗方式可能包括很重大的行动和事件，也包括很微小的。（以上有些事件可能是能量恢复方式，比如报税或者行政事务；有些也可能是积极能量消耗方式，比如搬家。这视你的个人情况而定。）

你的消极能量消耗方式有哪些？请在下面写出来。

1. _____

2. _____

3. _____

4. _____

5. _____

6. _____

7. _____

8. _____

9. _____

10. _____

如果你没有把（上述所有类型的）列表完全填满，没有关系，以后再补充也不迟。一项活动或一个事件可以在不同类型之间转换，这取决于你当下的电量水平。随着你的精神电量的下降，活动 / 行为 / 事件可以从积极能量给予方式转变为积极能量消耗方式，再从积极能量消耗方式转变为消极能量消耗方式。这个过程是缓慢发生的，不会瞬间变化。它们也可能在给予方式和消耗方式之间徘徊，我们通常并不能准确地意识到它们到底属于哪一类型。你的精神电量水平能部分决定哪些是能量给予方式，哪些是能量消耗方式。

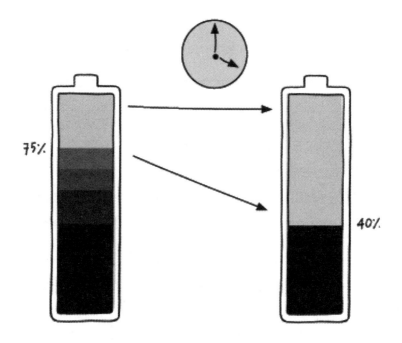

一个案例

一个星期六的晚上，你的一个好朋友为庆祝他的 40 岁生日，要举办一场盛大的派对，安排了露天烤肉和现场乐队表演。天气很好，派对在室外举行。你估计会有很多朋友来参加，同时也会有很多你不认识的人——因为有约一百个人接到了邀请。让我们看一看，处于不同的精神电量水平的你在派对上可能会有怎样的体验。

精神电量水平较高：绿色区域

如果你处于绿色区域，这样的派对会给你增加能量。你可能提前好几周就开始期待这场派对。你喜欢与陌生人聊天，对他们的故事感到好奇，你也喜欢和熟人叙旧。第二天醒来时，你的心情很好，这个愉快的夜晚在以后的几天里不会给你带来任何困扰。你在派对上喝了几杯酒，但你事后不会感觉到任何副作用，甚至在之后的几天里也没有。在这种情况下，这场派对很明显是一个积极能量给予方式。

精神电量水平正常：黄绿色区域

"精神电量水平正常"的意思是：你不完全处于绿色区域，

而是在电量水平略低的黄绿色区域。这个时候情况就不一样了。你可能有点不愿意参加派对，但与此同时，你又对它抱有兴趣。到了派对上，你能玩得很开心，即使你要花一天时间恢复过来，你也不觉得之后的几天会因此变得更加沉重。在这种情况下，这场派对是一个积极能量消耗方式。

精神电量水平稍低：黄色区域

你不太愿意参加这场派对，纠结于要不要推掉它。到了派对现场，你很难找到有共同语言的伙伴，和别人的交流不顺。派对进行到一半的时候，你才能找到几个比较玩得来的人，觉得在一起玩挺开心。然而，你从始至终都在想：我为什么不选择整晚躺在家里的沙发上看电视呢？

精神电量水平较低：橙色区域

你实在不想参加派对，光是想想它，你就已经感觉到累了。你刚到现场就想赶快离开。在派对上，你难以与他人交流，尤其是那些你还不认识的人。你可能觉得自己也没有什么有趣的事情可以说。你感到很紧张，坐立不安。为了消除紧张感，你可能会喝很多酒。第二天，你感到极度疲劳，不想起床。你可能觉得自己的倦怠感是酒精导致的。回想起这场派对，你的感觉复杂。

精神电量水平很低：红色区域

在红色区域，你完全没有心思庆祝任何事。你为这场派对忧心了一个多星期，甚至晚上做梦都会梦见它，它严重地侵占了你的大脑。在去派对之前，你就已经感到重度疲劳了。去还是不去？这成了一个非常严肃的问题。你会想：去的话，我会失去什么？不去的话，我又会失去什么？

无论你处于哪个区域（特别是当你有不想去的念头时），以下这些关于派对的提示可能会对你有所帮助：

◆ 控制你的酒精摄入量，用一些非酒精饮料来替代

◆ 时不时地出去呼吸一些新鲜空气

◆ 提前确定你回家的时间点

◆ 为第二天制订一个计划

◆ 你想什么时候到场？如果你提前到达，你往往也可以提前离开

◆ 事先想好你要与人谈论的话题

◆ 意识到自己不是唯一一个不喜欢派对的人

◆ 把派对看成一场游戏，不要太认真

如果你的精神电量水平较低，但是意外地在派对上玩得很开心，那你最好就完全放开了玩吧。但你要清楚，之后你将需要一段恢复的时间来给你的精神电池充电。一场美妙的派对是值得你疯狂的。而今后，你能更加轻松地放飞自我，出门聚会消耗的能量也会更快地恢复。

与人相伴

即使在你精神电量不足的时候，保持社交活跃度也很重要。我们是社会性的动物，与亲人朋友交往对我们来说是一种安慰。然而，当你感觉不好的时候，参与社交活动会变得更加艰难，约他人见面或打电话之前要克服的障碍会变得越来越多。这有可能成为一个恶性循环，如果情况变得越来越糟糕，你甚至会受到孤立。

更糟的是，人们对于那些精神电量不足、回避社交场合或社会交往较少的人存在很多误解。周围的人看不到他们的精神电池。如果你是因为感冒没能参加社交活动，很少有人会觉得疑惑，毕竟大家都知道感冒会有什么感觉；但如果是因为精神电量不足没能参加，那就是另外一回事了——很少有人看得出来你的精神电量还剩多少。

了解参加社交活动对你有好处后，你到底该如何应对这个问题呢？举个例子。你可以事前告诉别人你需要早一点离开。你不必为此找理由，你这样做是为了调整他人对你的期望，当你准备好离开时，你也不会感到负担太重。在一场聚会或晚餐结束后，你可以通过在户外散散步来减压。

决定是否参与社交活动并不是一件容易的事，因为无论是去还是不去都有吸引你的地方。不要回避，同时也不要对自己要求太高。我的建议是：先做出选择，然后观察后果。如果你发现自己在一场社交活动后不感觉累，而且睡得很好，第二天也没有察觉到副作用或出现问题，那么你就知道自己其实可以应对社交场合。你需要通过自我观察来发现什么对你有好处。如果你发现自己的电量比你想象中的更低，下次就要据此采取相应的行动，这也便于你计划社交后的恢复时间。

学会采取适当的行动是很重要的。我不能准确地告诉你，你在哪个阶段能干什么、不能干什么，这因人而异，也取决于你的精神电量所处的区域。

帮助你理解能量给予方式、恢复方式和消耗方式的实用工具

制定每周的计划和每天的日程表

当你把一天的活动都写在一张日程表上，你会对这一天的体验有大概的头绪。若是对行程一目了然，你就能感觉到自己会怎样度过这一天了。若是你没有一个大概的了解，你的思绪往往会变得不安且混乱。将未来一周计划的重要活动都列在日程表里。如果你觉得计划安排得过满，就要确保活动之间有足够的空闲时间。比如说，如果你的精神电量已经较低，就不要在和朋友吃完午饭后直接开始工作。

顺便提醒一下，不要在日程表上堆满 5 分钟就能做完的小事，要把握"大局"，不用非得把刷牙也写下来。

以周末日程表为例：

◆ 09:00 起床

◆ 11:00 锻炼

◆ 15:00 和最好的朋友喝咖啡

◆ 17:00 购物

◆ 20:00—22:00 生日聚会

给你的一天打分

在一天结束时，给你的一天打分：0 分表示糟糕透顶，10 分表示十足满意。然后，请按照上述日程表制定第二天的计划。你将无意识地（或有意识地）把你今天学到的东西应用到第二天。

看看你写下的日程表，检查一下你是否像你所想的那样度过了这一天。你真正完成的活动是否比你写下来的少？这完全没有关系。请问问自己：你是感觉非常疲惫、沮丧，还是感觉非常愉悦？把所有这些不同的感觉加起来，用 0 到 10 之间的分数确定你感受的平均值。

如果你很难得出一个具体的分数，那么考虑一下这个问题也会对你有所帮助：这一天是高于还是低于 5.5 分？这一天位于平均的及格线之下还是之上？

如果你得出的分数很低，那么你可以在第二天的日程表中多安排一些积极能量给予方式和能量恢复方式。例如，你在得分很低的情况下，可以多计划一些以下活动：

◆ 在午餐时间到外面转转，即便是工作日，这没有什么可羞愧的

◆ 给一个不会消耗你能量的人打电话或发邮件

◆ 读报纸

◆ 泡杯茶

◆ 做一些放松的运动

◆ 看着窗外放空

◆ 工作后加强体育锻炼

通过这样审视你的每一天，你将会有意识地在必要的时候计划出恢复时间，以便自己从日常活动造成的各种刺激中恢复过来。你的精神电量越低，每天就越少安排一些消耗能量的活动（特别是消极能量消耗方式）。不过你不必也不可能完全避开能量消耗。如果你知道自己在一场很长的会议后会非常疲劳，你可以提前计划在会议期间多去几趟洗手间。必要时，你可以在座位上好好伸展一下四肢。有的时候，你得在细节中寻找快乐。这听起来可能有些奇怪，但我认识一些办事效率非常高的人，他们都在一些小活动里得到了放松，例如午饭后出门散散步，转一小圈。尝试不同的积极能量给予方式，调整一下放松的频率，直到你找到适合自己的方法。

你也可以在一天中的某个时刻，安排一个能够帮你获得较多能量的活动，这样可能你会有更多的精力处理其他事务。比如在晚上睡觉前做做运动或散散步。但同时也要在小活动中找到积极能量给予方式，比如听听自己喜欢的老歌或尝试听一些新音乐，或者找到一个让你感觉愉悦的美丽环境，好好"充电"。

如果你每天都以这种方式检查自己的日程表，并有意识地做出调整，安排积极能量给予方式，你的每日打分就有希望逐渐提高，你也会发现哪种安排最适合你。

当你的精神电量不足时，不要以为积极能量给予方式能让你立即高兴起来。电量不足的时候，你往往不会马上感觉到效果。这就好比感冒严重的时候，你不可能刚喝了一杯果汁或吃了药后马上就痊愈了。你需要等一段时间，才能看到努力的成果。

在工作中我发现，那些每天专心致志地制定日程表并且坚持给每一天打分的人会恢复得更快。

体育活动

当你感觉不太好的时候，体育活动对你的恢复非常有效。我非常支持利用体育活动来给精神电池充电。我们是承受不了整天坐在电脑屏幕前持续进行脑力劳动的。在我从事这个行业的这么多年里，我还从没有遇到过在运动后感觉更糟的人，甚至很多人都感谢我帮他们克服了不爱锻炼的障碍。可能你需要一段时间来找到适合你的体育活动，毕竟不是所有人都喜欢去健身房、上瑜伽课、做普拉提或跑马拉松。请记住：根据目前的精神电量水平确定行动，不要好高骛远。如果你处于红色区域，没有心情做体育运动，你可以先尝试每天出门几次，每次散步 15 分钟。

车　轮

第3章　为什么总是感觉被掏空：
如何应对"心理内耗"

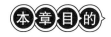本 章 目 的

1. 恢复情况是如何在精神电池上体现的?

2. 哪些行为对精神电量的恢复很重要?

3. 哪些行为会抑制你的精神电量恢复?

4. 哪些选择可以给精神电池充电?

本章的目的是帮助你认识到针对不同的精神电量阶段,你可能会有哪些特定的感觉,并清楚自己应该如何给精神电池充电。

在工作中,为了解释人们在不同精神电量阶段的特定感受,我会拿老式自行车巨大的前轮来打比方。想象一下,如果你每天都要骑这样一辆自行车,你坐在自行车上时会有什么样的感觉?你需要费多大的力气才能前进?

大多数来找我看病的人都处于精神电量低的状态,他们有抑郁、职业倦怠、焦虑、恐慌等症状。这就好比坐在一辆老式自行

车上，他们试图往前骑，但这十分费力，他们必须付出巨大的努力才能维持速度，加速就更不可能了。

如果你自我感觉良好，你可以每小时骑 20 公里，但当你的精神电量不足时，可能每小时只能骑 5 公里。比起一个生活舒适、可以轻松地保持每小时 20 公里车速的骑车的人来说，一个精神电量不足的人仅仅骑几公里就得花费九牛二虎之力。你的精神电量越低，你就得花费越多的力气前进，前进的距离也会越短。

我们的目标是能够轻松地以每小时 20 公里的速度骑行，这就意味着得保持较高的精神电量。为了实现这一目标，我们要研

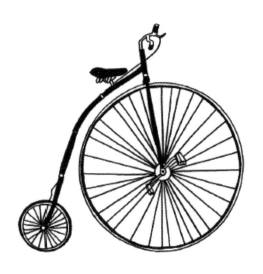

究一个人自身的能力，以及如何去优化这些能力；同时，我们也要检查自身的能量是否充裕，是否需要通过一些途径补充能量，比如通过别人的帮助。

更顺利、更轻松地骑行

为了能更顺利、更轻松地骑行，以下三点非常重要：

1. 你自身的能力

2. 自行车的质量

3. 了解是否存在迫使你刹车的事情

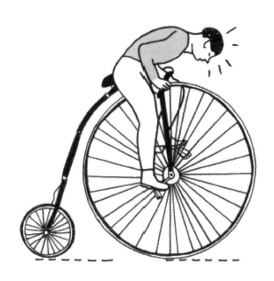

1. 你自身的能力

如下图所示，自行车前轮周围的箭头代表你的能力或动力。你使自行车加速的动力等同于你让精神电量上升的动力。换句话说，这些箭头代表为了给精神电池充电你可以做的事情。例如：

◆ 适当的、不过度繁忙的日程安排

◆ 体育运动

◆ 健康饮食

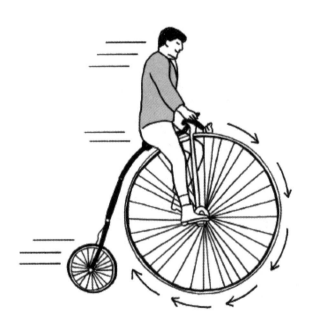

◆ 不熬夜，在晚上 11 点之前睡觉

◆ 不赖床，周末在 9 点之前起床

◆ 劳逸结合

◆ 每天做几件有趣的（小）事

◆ 保持睡前健康卫生，记得刷牙洗脸

◆ 在开始和结束一天时举行一些小仪式

◆ 聆听美妙的音乐

◆ 不时出门，找一个刺激较少、能够放松身心的环境

◆ 限制饮酒 / 拒绝饮酒

◆ 必要时寻求专业治疗，例如认知行为疗法[①]、见解性治疗[②]或结构性治疗[③]

这些看上去似乎是老生常谈，但它们能非常有效地帮助你开启恢复之路。你越是有意识地安排这些活动，你恢复的概率就越大。在这里我想提醒大家，不要心急，有一个和缓的开始是非常重要的。把它们变成你每天或每周行程的一部分，别把自己累坏

---

① 认知行为疗法（英文为 cognitive behavioral therapy），是 20 世纪 60 年代发展起来的一套结构性的心理治疗方法。

② 见解性治疗（英文为 insight therapy），可译为"顿悟疗法""领悟疗法"，其目的不是消除症状，而是帮助患者理解自己的情绪，寻找病症出现的根源，从而能更健康地生活。

③ 结构性治疗是一种谈话疗法，旨在减轻病症或使病症更易于管理，提高患者应对病症的能力，也可以激励患者接受另一种形式的心理治疗。

了。不要一脚油门，把生活搞得天翻地覆；要慢慢来，一步一步地实现必要的改变。

如前文所述，制定一周计划，并把上述活动融入你的日程里。在一天和一周结束时，检查一下你是否实现了自己的目标。如果没有，可能是你把目标设得太高了。你可以把目标定得低一点，确保自己在一天或一周结束时能在目标后打钩，并为自己实现目标而自豪。另外，你可以每周给自己增设一个目标，训练自己适当地采取行动。

知足不辱，

知止不殆，

可以长久。

2. 自行车的质量

精神电池的脆弱程度部分上是由遗传决定的。如果你的精神电量水平很难甚至无法上升，或者下降得很快，这可能是遗传基因在起作用。如果你有很多亲戚患有抑郁症、焦虑症或有其他精神问题，你也会有更高的概率患上同样的症状。有些人天生脆弱，即使他们尽了最大的努力，无论是服用抗抑郁药、接受谈话治疗还是求助于其他方法，以提高自己的精神电量，最终都可能仅仅维持在患病的边缘。他们很少有症状全部消失的时候，但这已经是他们能达成的最好状态了。一旦出了什么差错，他们就会旧病复发。

3. 了解是否存在迫使你刹车的事情

即便你已经全力以赴，也仍然有一些因素可能阻止你提升精神电量。它们会迫使你在恢复之路上踩下刹车，这里有一些例子。

◆ 饮酒：酒精会使你的精神电量进一步降低，让你产生各种身体不适的症状，如疲劳、头痛，也会导致注意力丧失、抑郁感增强或者惊恐发作。这时，人们可能会寄希望于饮酒，通过饮酒来帮助自己减轻症状。然而，当精神电量不足时，酒精虽然能在短时间内起作用，但会有增强抑郁感和紧张感的风险。也就是说，酒精会拉着你越来越快地下滑，让你在深渊里不断下坠。

◆ 吸毒：与酒精相同，包括吸大麻。

◆ （与伴侣和 / 或家人的）情感关系问题：这几乎总是非常消极的能量消耗方式。

◆ 过多的（消极）能量消耗方式（见第 5 章）

◆ 经济问题

◆ 健康问题

◆ 过去遗留的问题：例如父母离婚、遭遇霸凌、身体虐待或性虐待而造成的未处理的创伤。这些问题可能日积月累，沉淀下来，变成消极能量消耗方式。因此，尽可能地清除这些负担是很重要的，心理治疗对此很有帮助。

你应该从哪里开始？又该把强度定得多高？

无论如何，你必须确定一个出发点。选择出发点的时候，你可以这样想：把要求放得低一些，这样我一定会成功。在接下来的一周里，请遵守你对自己做出的承诺，然后进行评估，在必要时做出调整。

在选择你的出发点之前，我建议你先问自己一些问题。

◆ 体育运动：我打算做什么运动？散步还是健身？在室外还是室内？一周几次？每次多长时间？

◆ 我最晚该什么时候起床？我（未来）的终极目标是几点起床？可以以半小时为调整单位，朝着这个方向努力。

◆ 我最晚该什么时候睡觉？我（未来）的终极目标是在几点睡觉？可以以半小时为调整单位，朝着这个方向努力。

◆ 健康饮食。我该少吃什么？我该多吃什么？

◆ 如何实现劳逸结合？我最多能专心致志地工作几个小时？2小时封顶？我的恢复时间有多长？10分钟，30分钟，还是更长的时间?

◆ 我在一天中可以做哪些有趣的事情(积极能量给予方式)? 我可以把它们安排在什么时候?

◆ 睡觉前我该做什么? 有什么方法能让我安稳地入睡,并帮助我提高睡眠质量? 我可以选择什么样的日常仪式 (比如轻度体育运动、冥想或瑜伽) ,来开启和结束我的一天?

即使在计划进展顺利的时候,也不能轻易放松。当你取得了一定的进展,精神电量上升之后,也会有快速退步回原样的风险,"旧病复发"的概率不容忽视。

因此,你要不断地提醒自己,是哪些行为帮助你提高了你的精神电量水平? 它们很可能就是上文提到的做法。你要辨别出这些积极的行为,然后坚持下去。恢复的过程是漫长的,它需要你保持自律,恢复的过程也会消耗你的大量能量。万事开头难,这就好比爬山,当你的精神电量逐渐恢复,越来越高时,坚持自律也会变得越来越轻松。

要是车轮几乎不转或者根本转不起来呢?

这是有可能且已经发生过的情况,有人很好地利用了所有的"箭头",但仍然感觉没有好转。他们把自己照顾得很好,尽可能减少可能存在的消极能量消耗方式，然而车轮就是转不起来，电量几乎没有增加，甚至仍有许多病症。这无疑是非常令人沮丧和悲伤的。

在这种情况下，你需要一些额外的东西来推动你前进。比如一些药物，其目的是加快你的骑行速度。你可以把这些药物当作"润滑油"滴入车轴，这样一来，车轮就能转起来了，也就能助你达成目标。抗抑郁药可以加速抑郁症、职业倦怠、焦虑症和强迫症的恢复，帮助你回到正轨。

但是，如果没有全方位地好好照顾自己，仅仅靠服用抗抑郁药，效果是很有限的。这就好比在车轴上滴了润滑油，然后不花力气蹬车一样，车轮是不可能转起来的。这样不会有任何进展，加速就更别提了。

就像患了重度肺炎的患者，没有得到额外帮助可能就无法康复。医生可以开出治疗肺炎的抗生素，但患者要想迅速康复，得依靠抗生素和个人努力的共同作用。如果过度劳累或十分懒惰，患者的恢复时间将会更长。你的精神电池也是一样的情况——医疗援助可以在必要时起作用，挽救你的生命，但你自己的行动对你的恢复也有重要的影响。

敏感度

第4章

为什么总是感觉被掏空：
如何应对"心理内耗"

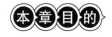

本章目的

1. 如何以不同的方式看待敏感度?

2. 你有多敏感?

3. 你应该做什么来避免负荷过度?

4. 是什么导致了敏感度的上升?

在本章，我会讲述如何把敏感度转变为有用的东西。如果你能学会更好地理解敏感度这一概念，你就能够更好地应对它。你会意识到自己对哪些事物敏感，以及受到过度刺激到底是什么感觉。刺激来自感官的输入——你所听到的、看到的、闻到的等等，每个人或多或少都会感受到来自周围环境的刺激。有些人似乎有一副铁打的外壳，他们可以应对许多刺激而几乎不受到任何影响；也有一些人极其敏感，很容易就会受到过度刺激，因此在日常生活中很难保持良好的状态。如果你能更好地认识自己的体质和敏感度，就可以通过调节自己的生活方式，保持良好的生活状态。

敏感度与幸福感没有任何关系，对刺激非常敏感的人和对刺激不太敏感的人一样能得到幸福。

我在工作中会使用以下概念描述一个人的敏感程度：

1. 过滤器

2. 处理器

过滤器可以保护一个人的核心，阻止来自外界的"进攻"，也就是刺激。而处理器可以处理真正进入内部的刺激。这两个概念能够有效帮助人们理解各自的敏感度。

每个人都有一个过滤器，它或厚或薄。过滤器厚的人受环境刺激的影响较小，很少有刺激能进入他们的处理器；而过滤器较薄的人受到环境的影响会更大。拿水果做个比喻：椰子壳比桃子

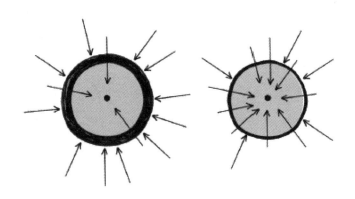

皮能承受更多。

　　当没有意识到自己的过滤器较薄时，人们会更容易受到过度的刺激，甚至负荷过度，即便他们的精神电量很高，也是如此。如果这种过度刺激持续足够长的时间，他们的精神电量就会下降，进而可能出现如抑郁症、焦虑症、职业倦怠或其他精神上及身体上的症状。我并不是说精神疾病只会发生在过滤器薄的人身上，但是，过滤器会影响一个人对精神疾病的易感度。

　　你的精神电量水平会对你的过滤器造成影响。如果你处于最佳状态，你的过滤器也就相对保持着"最佳厚度"；如果你的精神电量下降，过滤器也会变得更薄。过滤器比较薄的人一般会被认为比较敏感，过滤器非常薄的人会被认为超级敏感。

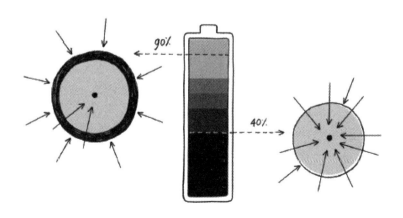

忽略过滤器较薄的后果

斯蒂芬和安妮卡是一对情侣。从体质上来讲，斯蒂芬的过滤器很薄，而安妮卡的过滤器很厚。安妮卡是一个很亲近家庭的人，她与家人之间的关系很热络，经常计划有趣的家庭出游。斯蒂芬在这种家庭聚会上需要承受比安妮卡更多的刺激，而且他更容易感受到过度刺激。斯蒂芬对这些活动不太感兴趣，总是不想参与，这让安妮卡觉得斯蒂芬的行为很自私，仿佛他在拒绝她和她的家人——当然事实并非如此。安妮卡能享受一整天的社交活动，而斯蒂芬通常在几个小时后就达到了自己的极限。在此之后，他需要大量的时间来恢复。如果他第二天需要工作（这些聚会活动经常在周日举行），他甚至在活动开始之前就会感到压力巨大。这符合逻辑，因为他从经验中得知，自己没有足够的恢复时间。由于双方并不清楚这一点，他们的情感关系出现了问题。

过滤器薄的人相比过滤器厚的人需要更多时间来应对刺激。比如，在一场欢乐的家庭出游里，相比过滤器厚的人，过滤器薄的人在喧嚣的氛围里会更容易感到疲劳，会更快地达到自己的极限。在过滤器厚的人眼中，他们的行为表现可能被看作不情愿甚至是冷漠，但情况并非如此。安妮卡并不知道自己的过滤器有多厚，对于斯蒂芬的就更别提了；斯蒂芬也一样。

　　由于无法"看到"和理解自己与对方的过滤器，种种挫折和误解会日积月累，最终导致情感问题，严重的甚至会情感破裂。

　　我在工作中遇到的过滤器较薄的人一般都从事创造性的职业，比如建筑师、设计师、企业家、演员等，他们能捕捉到很多事物，可以看到过滤器较厚的人往往看不到的东西。但过滤器较薄的人面临一种风险——他们可能会因为过度刺激和恢复时间不足而陷入一种消极的境地。由于过滤器较薄，他们感受到的刺激更多，他们的系统（即处理器）很快就会过载，他们的精神电量水平相比过滤器较厚的人下降得更快。负荷过度的表现为更易怒，更难以放眼全局，或者整个人变得混乱、疲惫、沮丧甚至抑郁。

　　有时我会听到有人说，希望自己拥有更厚的过滤器。如果你想让自己的过滤器更厚，就要尽可能地保持较高的精神电量水平，尽可能地照顾好自己。我目前还没有见过有什么方式能自然且健康地增厚过滤器。我见过有人试图通过毒品来实现这一目标，但这往往会适得其反。

薄过滤器与过度敏感、超敏感

　　人们常用"过度敏感"和"超敏感"等几个词来描述薄过滤器，但其实我对此并不完全认同。"过度敏感"在此有一层负面的含义，仿佛有什么出了差错，这个词经常被人以一种轻蔑的态度使用："你反应过度敏感了吧！"我对"超敏感"一词也有意见，因为人们经常在一种以自我为中心的前提下使用它。当你使用"超敏感"一词时，往往会隐含这样的意思："我很特殊，请照顾我。"这就是为什么我更喜欢用"我的过滤器比较薄"这种表述。"过滤器"一词是中性的，而且非常形象。

想象一下，你在一家餐馆用餐，坐在室外的餐桌边。你所受到的刺激可能有呼啸而过的自行车、隔壁一桌人的谈笑风生，或者风驰电掣的汽车。如果你的状态良好，过滤器比较厚，就能够持续专注于面前的谈话，不会因为周围的喧嚣而感到烦躁。你的过滤器有一个巧妙的机制，它会把不必要的刺激挡在外面。在这种情况下，有两种刺激能够顺利进入你的处理器，它们都对你很重要——与朋友的谈话和服务员的点单服务。

但如果你的过滤器很薄，情况又会如何呢？你将受到不同程度的刺激的"进攻"，会有更多刺激进入你的处理器，处理器会很快过载。若坐在餐桌前的两人各有一个功能良好的处理器，可以处理相同数量的刺激，但其过滤器的厚薄存在区别，会"放行"不同数量的刺激——他们因此可能会对这顿晚餐有全然不同的体验。

如果你的朋友的过滤器更厚，其处理器可能需要每秒处理两个刺激——这对他来说是可以承受的。而你——一个过滤器较薄的人——在一秒内需要处理八个刺激，你的处理器会超负荷运转，难以正常运行。

在晚餐结束时，过滤器较薄的人会因此感觉更累（而且可能第二天仍然很疲惫）。他所接受的刺激是其朋友的四倍，因此也就需要更多的时间恢复。

你的处理器会在认知上和情感上有意识或者无意识地处理接收到的刺激。这种处理是必要的，你由此才能决定自己要不要做出反应。如果你的处理器没有得到很好的照顾，或接收了过多的刺激，它就会发出信号，甚至无法继续正常运转。例如，你可能会注意到自己睡得不好，忧虑更多，或者出现其他症状。

许多人处于一种持续受到过度刺激的状态，自己却没有意识到。较长时间的过度刺激会让人以为这是一种新常态——他已经忘了正常状态下的感觉。这对人的健康是很有害的。如果人察觉不到处理器发出的信号或显示精神电量水平降低的信号，人的精神电量会快速下降。

如果人们觉得自己状况欠佳，并且没有意识到刺激和处理器的问题，就可能会在错误的地方寻求解决办法。例如，人们会更加努力地工作，参加更多的社会活动——这在过去也许是个值得信赖的方法，能让人感觉更好。但现在，如果你仍然采取这一旧的方法，进而发现它不起作用甚至让情况变得更糟了，你就会产生恐慌。结果是，你的症状更严重了，过滤器也变得更薄了——你会被困在一个恶性循环里。

许多人意识不到自己正身处一个不断受到刺激的环境中，这导致他们更不容易摆脱这种困境，他们的处理器也可能会因此而"短路"。

一个有孩子的忙碌家庭就是这种有持续刺激的环境的一个例子。这些刺激不一定都是负面的，想想那些积极能量给予方式和积极能量消耗方式。

我在工作中遇到的人们告诉我，维持一个忙碌的家庭是很不容易的。它会给你带来很多充满爱与美妙的时刻，但它也像一个不断运转的引擎，需要持续性的维修护理。你非常爱你的孩子，但同时也会觉得生活很艰难，承认并感受到这一点可以给予你启迪和安慰。

如果你的过滤器很薄，你就需要比别人更多的时间来恢复，而恢复所需的时间和空间在一个繁忙的家庭中是很难找到的。这可能会导致长期的过度刺激，使你的精神电量持续下降。这会促使你变得比你想象中的更易怒，恶性循环也会悄然而至。这时候，如果能明确自己的行为是由什么导致的，你就能更加放心。这一切与你对孩子的爱没有关系，它并不说明你在生活上失败了，也不说明你不是一个好母亲或好父亲。

有时候，不可避免的消极刺激会给你造成严重的打击，例如近亲的去世。如果这时候你还要安排葬礼，你可能就没有足够的时间从心理上应对丧亲的事实。人们常说，只有在葬礼过后，哀悼才真正开始。这也是情理之中。

身体和精神之间的配合如此巧妙，在丧亲后的第一时间，它们就会启动保护措施，尽可能地使你以比较好的状态投入必要的事务。它们防止你在安排葬礼的过程中被情绪所吞没。身体和精神之间的配合使你能承受很多东西，情绪和感受会被暂时封存起来，留给以后慢慢面对。

在这种情况下，了解自己的过滤器较薄的人应该给自己创造出一些时间和空间，以便让自己在葬礼后恢复过来。制订一个明确的日程表，列出积极能量给予方式和消极能量消耗方式，这会很有帮助。

如果在葬礼后的几周内，你假装什么也没有发生，很快恢复原先按部就班的生活，那么你可能会在不久后为此付出代价。你的情绪可能会喷涌而出，有时，它会以你意想不到的方式显现。

过滤器较薄的原因和危害

1. 过滤器较薄可能是先天的

有些人天生过滤器薄，或者是在幼年形成了较薄的过滤器。这些人相比过滤器较厚的人更容易患上精神疾病。我在工作中经常遇到这样的人，他们大多早在童年时期过滤器就很薄。

当这些人来到我的诊所时，他们往往处于精神电量不足的状态。他们遭受了过度刺激，处理器超负荷运转。其中有一些非常年轻的人，他们不得不学会如何应对自己过滤器过薄的问题。他们可能终生都需要小心谨慎，每一天都要避免负荷过度和过度刺激，日复一日，年复一年。

这些人可能觉得自己很难满足当今社会寄予他们的期望，这可能会导致他们愤怒的情绪和叛逆的行为。类似的反应也经常出现在被诊断患有糖尿病的青少年身上，他们的疾病将伴随一生。他们可能会表现出倔强、反叛等个性，并开始一段混乱的生活。当人们发现自己的过滤器很薄时，这种情况是非常容易发生的。

过滤器薄意味着，你对刺激较多的场所、较大的噪声和醒目的图像非常敏感。一个声响对于"正常人"来说也许只能导致 1 分的影响，但对于过滤器过薄的人来说，其影响可能高达 10 分。

这些人会觉得自己难以融入社会，也就会更经常地陷入孤立无援的境地。我在工作中发现，这些人常常会试图满足外界的"正常"（但对他们来说过高的）期望，但结果是，他们的精神电量水平愈发降低。

2. 随着你的精神电量下降，你的过滤器会变薄

当你的精神电量较高时，有些刺激你甚至感觉不到；但如果你的精神电量较低，它们会对你造成冲击，你会更快地受到过度刺激。若你的生活方式没有任何调整和改变，随之而来的，便可能是恶性循环。当然，过滤器较厚的人并非对精神电量的下降有"免疫力"。他们相对不容易受到过度刺激，但如果长期超负荷地运转，他们的精神电量也会下降。

3. 处理器每分钟可以处理若干个刺激

这是一个既定事实：有些人的处理器可以在一定时间内处理大量的刺激，有些人的则不行。没有两个人是相同的，也没有两个处理器是相同的。有时我会见到一些人，他们有很薄的过滤器，但也有强大的处理器。这些人往往是社会上的成功人士，他们能看到并感受到一切，也能以健康的方式来处理这一切。（但是，

这些人也有可能因此负荷过度。）

4. 过滤器的厚薄是可变的

即使你感觉良好，你的过滤器也不会一成不变，它会因为各种各样的因素发生改变。有相当多的状态良好的人发现自己很难在清晨应对刺激——他们的过滤器在早上相对较薄。你可以把它称作"起床气"。如果你在早晨过滤器较薄的时候受到过度的刺激，那么你有可能在剩下的一天时间里都受到影响。因此，你可以在醒来后安静而平稳地开启你的一天，以避免过多的刺激；随着时间的推移，你的过滤器会逐渐增厚，你便可以接受更多刺激。我在工作中听到许多人说，在秋冬季节，他们的过滤器会变薄。（虽然这也有可能是因为精神电量减少。）

对于过滤器较薄的人来说，让他们的处理器运行一会儿，慢慢地，他们就能应对更多的事了。

酒精对过滤器的影响

我们往往会在结束一天的繁忙之后，下意识地为了缓解过度刺激而喝一些酒。"喝点小酒放松一下吧"，类似这样，喝酒成为一种放松的习惯。当我们结束工作回到家时，常有一杯葡萄酒或几罐啤酒等着我们。

　　酒精使人麻木，会让你感受不到一天中经历的过度刺激。酒精会暂时增厚你的过滤器，减少刺激，甚至使你感觉不到刺激，从而让你平静下来。但是，在酒精的"增厚效果"消失之后，你的过滤器会变得比之前更薄。

　　这可能会造成一个恶性循环。人们会用越来越多的酒精来（在短期）增厚过滤器，而这（在长期）却导致恰恰相反的效果。你的过滤器会变得越来越薄，然后你会越来越需要酒精。这种"自我治疗"有发展成瘾的危险。我发现，酗酒问题的本质通常不是酒精本身，而是人们长期处于受到过度刺激的状态。通过有效的治疗，精神电池被重新充满，过滤器会变厚，人们也就不需要用酒精或药物来麻痹自己了。

开放式办公场所：没什么好处！

　　如果每个人的过滤器厚薄不同，开放式办公场所会是一个好主意吗？答案是否定的。过滤器较厚的人可以在这种空间开放的办公场所正常工作，但过滤器较薄的人就不行了。把过滤器较薄的人安排在这种办公环境里是罪恶的行为，他们很快就会受到过度刺激，导致工作效率降低。无论他们多么有创造力，思维多么敏捷，过滤器薄的人在这样的环境中都不可能有最好的发挥，这对公司来说是一种损失。

如果公司能考虑到每个员工的身心构造，就可以节省很多开支。很多我治疗过的人都认为，他们的工作环境是病症的一大罪魁祸首。

我也遇到过很多关于儿童是否有多动症^①（ADHD）的问题。这些孩子的过滤器往往比同龄人的更薄。从本质上讲，患有多动症并不是问题。孩子通常可以坐在课堂最前面、最后面或者有一个单独的位置，以限制其受到的刺激的数量。同样的，对于一个过滤器较薄的成年人来说，我们凭什么指望他在开放、嘈杂的办公环境中依然能发挥良好呢？

总结

◆ 过滤器可以保护处理器免受不必要和过度的刺激。

◆ 过滤器越薄，进入处理器的不必要的刺激就越多。

◆ 处理器是一个"刺激处理站"。如计算机一样，人类的能力和"功率"会有所不同。有些人拥有"超级处理器"，有些人拥有"普通处理器"。处理器每秒、每分钟、每小时可以处理一

---

① 即注意力缺陷与多动障碍（英文为attention deficit and hyperactivity disorder），俗称多动症，指发生于儿童时期，以明显注意力集中困难、注意持续时间短暂、活动过度或冲动为主要特征的一组综合征。

定数量的刺激。你的处理器接收的刺激越多，越可能超出其处理极限，你需要的恢复时间也就越长。

◆ 当处理器的运转超过极限时，可能发生短路。

◆ 当你的精神电量不足时，处理器更有可能负荷过度。你的精神电量越低，你需要的恢复时间就越长。

◆ 长期的过度刺激会导致精神电量水平下降。

感受和情绪的火山

第
5
章

**为什么总是感觉被掏空：
如何应对"心理内耗"**

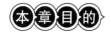本章目的

1. 感受和情绪是怎样被处理的?

2. 处理不当的后果是什么?

3. 处理不当的原因是什么?

4. 如何尽可能好地处理你的情绪和感受?

感受和情绪是人类生存过程中的重要产物。人们会产生各种各样的感受和情绪,并且对这些感受和情绪进行不同的诠释和处理。正是这些,让人类成为自然界中的独特存在。我们在一生中会经历很多,所有经历的事件、活动和行为都会引发各种情绪和感受。我们可以把它们看作能够触发感受和情绪的源源不断的刺激。

你可以想象,在如今繁忙的生活中,我们每天都会接收很多刺激。这些刺激会自然地受到处理,在我们睡眠期间也不例外,

大脑仍会持续进行"清理"。你对睡眠的需求其实是你的身体和大脑需要时间恢复的表现方式。

如果积累的刺激过多，你就很难通过睡眠"清理"完它们。一旦你的恢复时间太短，就可能引发问题。

如果"清理"得不够彻底，太多未处理的刺激会堆积成山，使你陷入困境，产生精神电量下降的感觉，症状也会随之而来，如思绪过多、行为冷漠、疏远他人、闷闷不乐等。当人们积累了太多的刺激，又没有把它们及时"清理"掉时，就会变得麻木。

大多数有这类症状的人会对自己的状况感到厌烦，并希望能从麻木中得以解脱。然而，如果你不习惯"清理"输入的刺激，可能根本就不知道自己的情况很糟。结果，这种令人窒息的、麻木的生活方式变成了一种常态，累积下来的旧情绪仍然没有得到处理——这是非常不幸的，因为它们会阻碍幸福的到来。要得到幸福，很重要的一点是：你需要对输入的刺激以及它们触发的感受和情绪进行处理，清理出一个合适的位置，这样你才能获得安宁，为更多积极的情感提供空间。

当然，我们的"系统"不可能对所有接收到的刺激立即进行处理，这本身也没什么好处。小时候，我们沮丧或愤怒的情绪可以立即通过尖叫和哭泣发泄出来，但作为成年人的我们最好还是别这样做，这在工作场所不一定有积极的效果。我们通常会把情绪积攒起来，以后再处理。但是，堆积太长时间也不是一个好主意，这会导致我们出现上文中描述的症状。因此，找到一个平衡点是很重要的。

顺便说明一下，你要处理的刺激与过滤器的厚薄有关。过滤器较厚的人比过滤器较薄的人接收的刺激要少，这影响到他们的精神生活，决定了他们需要处理多少情绪。对于过滤器薄的人来说，如果他们不加注意，未处理的情绪会更快地累积起来，产生消极的影响。

在本章中，我将借助一些案例来解释保持精神生活的干净整洁有多么重要，同时，我也会讨论不对精神生活进行"清理"的后果。

处理感情：内化和外化

在阿姆斯特丹，当我骑着自行车停在红绿灯前的时候，我旁边可能会停着一辆没有开右转灯的汽车。我停在车的右侧，在司机的视线范围内。我想要直走，然而，绿灯亮起时，那辆车往往会直接右转——尽管我有先走的权利——这很危险，我每次都要急刹车。我想我们都有过类似的经历。

在过去，我会很想当场开口教训司机，这样，我就可以立即处理接收到的刺激，不必带着愤怒的情绪继续上路。我的"火山"空了，得以平息下来，一切都很好，对吧？其实并不。

通过释放我的情绪，我把"火山"清空了。然而，大多数时候，司机会摇下窗户回骂，放出种种威胁。对此，我知道了什么才是更明智的做法。在同样的情况下，我仍然会有同样的感受和情绪，但我不会立即表达出来。如果这种事再次发生在我身上，我明白自己最好在晚些时候做一些高强度的锻炼，用更加健康和安全的方式来清空我的"火山"。

如何处理情绪？这对每个人来说是不一样的。有些人会立即把情绪发泄出来，有些人则会把它藏在心底。我们可以看到，由于遗传基因、个人发展状况和所在环境的不同，人们分化成了感情的内化者和外化者。这两个类型并不是"非黑即白"的，其间存在着不同程度的内化和外化，且可以进一步细分。

内化者

内化者不表达或者很少表达自己的情绪和感受，而是会把它们藏在心里，封存起来。内化者内心的感情会很快堆积起来，他们的"火山"也会因此更快被填满。不幸的是，把情绪和感受都压在心底是会产生副作用的。习惯将感情内化的人往往有一个不太积极的自我形象，因为被封存的感受和情绪会异变为消极的想法："这都是我的错""别人都觉得我很蠢吧"或"我不值得"等等。

外化者

外化者会很快释放自己的感觉和情绪，他们往往在感情产生的那一刻就把它们表达出来。他们的感情很少堆积，但他们有时会略微"过头"。毕竟，在情绪或感受产生的那一刻就把它们释放出来，并不总是一个好主意。

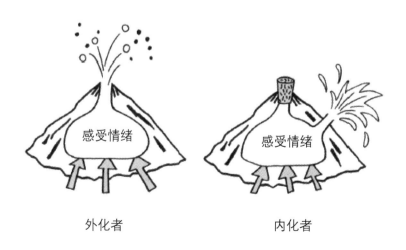

外化者　　　　　　　　　内化者

我不是说内化者和外化者哪个更好，这两种类型的人都可能与自我和环境发生冲突。在两者之间找到情感表达的平衡点是最好的。

情绪就如火山喷发

我把人们的感情表达看作一座活火山。在上一页的图中，火山下面的箭头代表给岩浆室提供的岩浆。如果岩浆供应增多，岩浆室内的压力也会增加，这个压力早晚需要释放。如果岩浆室的压力过高，超过了包裹在周围的土壤的抵抗强度，岩浆就会由阻力最小的开口喷发而出。在一座活火山中，岩浆室内的压力通常会通过顶部的洞口或者其他已经存在的洞口释放。你能够合理地预测喷发的位置，因为你往往可以提前看到洞口冒出滚滚浓烟，偶尔也会有些许熔岩迸出。在某一时刻，会发生一场巨大的火山喷发，岩浆室内的压力将得到释放。火山喷发后，一切会恢复平静，回归平衡状态。

内化者：一座被塞上巨型塞子的火山

因为内化者习惯把情绪都封存起来，直至某一时刻，其岩浆室内的压力会冲破极限，从而导致火山喷发。但由于他们往往在"火山口"塞上了一个巨型塞子，岩浆不会从这里喷出，转而会从其他的地方迸发出来，比如侧面的某个位置，生成一个新的洞口。这些洞口即代表人们因为压力过大而表现出的症状，例如抑郁、焦虑或身体不适，它们都可能以意想不到的方式显现。

有时人们可能会变得非常冷漠，仿佛在情绪表达上"瘫痪"了一样。这是非常可怕的。这些人可能曾经经历过一场火山大爆发，或者感觉到大爆发即将来临。他们往往很害怕火山喷发的后果，强行将它不断推迟。结果，情绪和感受堆积得更多，直至危害自己的健康，他们也就更可能需要在必要的时刻寻求帮助。寻求帮助自然没有错，但我们最好还是避免走到这一步。

外化者：一座活跃的活火山

比起一座盖有巨型塞子的火山，人们能更轻松地预测一座活跃的活火山会怎样喷发。外化者便是如此。你知道自己在期待什么样的反应，因为如果外化者有理由做出反应，他们会毫不犹豫地表达自己的情感。他们很少会有不可预测的"火山喷发"，在压力增加时，他们会使用"主火山口"。

然而，这种可预测性并不意味着他们的直接反应总是令人愉快的。

情绪的表达和情感的处理是以不同的方式进行的。一个健康的处理过程需要找到刺激的输入和压力的积累之间的平衡，然后进行适当的输出和释放。

拥有一座活跃的活火山的人也有可能反应过度。有些人岩浆室的压力本身比较低，但一丁点的刺激就会引发火山的爆发。这种情况的问题即在于：输入和反应失去了平衡。这类人通常易怒，就好比俗话说的"吃枪药了"。

如果一个内化者是易怒的人，可能会让人有些困惑，但这种情况确实存在。经受长时间压抑的内化者可能会爆发，而周围人会将其视为一个脾气暴躁的人。社会工作者们可以帮助内化者找出原因——他们的情况到底是易怒还是过于压抑情感导致压力过大，然后提供适当的治疗。

决定因素

1. 遗传基因

遗传基因决定了你的先天倾向。你的先天倾向是什么？如果你的家人都是内化者，你很可能也是一个内化者。每个人天生就对某种表达情绪和感受的方式有基本的倾向。以下两点则可能会适当改变这个倾向。

2. 早期发展

在工作中，我经常遇到一些学会了如何压制和内化自己情感的人。这可能是由各种各样的原因造成的，例如：

◆ 他们从来没有从父母那里学会如何表达自己的情感；

◆ 他们在小时候经历了表达情绪和感受而产生的（负面）后果；

◆ 他们在一个紧张的、规避冲突的环境中长大；

◆ 他们在学校或其他地方受到了欺负。

人们在早期发展中习得的行为对当时的自己都是有利的，包括一些"生存策略"，比如回避冲突或避免生气。当孩子在一个（身体上或情感上）不安全的环境中成长时，这类应对机制有时是必不可少的，对他们来说，不去表达情绪就能增加生存的机会，这是非常有用的。

3. 目前的环境

你目前的环境，即你目前的情感关系、家庭状况、社会接触等，也会对你选择情绪内化还是外化产生影响。但这种影响不如上述两点强烈。

以上三个因素共同决定你将如何表达自己的情绪和感受，当然，其他影响因素也可能存在。随着年龄的增长，你会越来越难以对此做出改变，你的行为会变得根深蒂固。

一个有趣的现象是，当你遇到过去的朋友或家人的时候，你的旧习惯可能会重新浮现。比如：当你和家人共度周末的时候，你会习惯性地内化情绪；而在工作中，你则会变回一个外化者。从中你能看到自我发展的影响有多大，并意识到旧的行为模式。

问问自己：在两端代表极端外化和极端内化的天平上，你处于什么位置？你的情况一直如此吗？你能从上文总结的几点推断出自己的状况是如何形成的吗？

感受和情绪是如何表达的？

1. 一件天大的事情发生了，如晴天霹雳，人何以堪

在贾斯汀 18 岁的时候，他的哥哥因患上癌症而去世了。贾斯汀和哥哥非常亲近，他们共同参与家族生意，经常在一起工作，他们也都对体育运动很狂热，对拳击有着一致的热情。两兄弟常常互相分享自己的喜悦和忧伤。哥哥的突然逝世给贾斯汀带来了无法言喻的悲伤。处理自己的情绪对于贾斯汀来说甚是艰难。

想象一下贾斯汀的"火山"：岩浆的输入量比输出量大很多

倍；岩浆室的压力变得如此之大，以至于他不得不将岩浆释放出来。贾斯汀有很多压抑的情绪，但他无法处理它们。一段时间后，情绪和感受以意想不到的方式释放出来，比如精神错乱 ①。贾斯汀相信自己负债累累，无法在经济上恢复过来。事实并非如此，银行账单上白纸黑字写着呢，贾斯汀却没有意识到这一点。

贾斯汀失去了对现实的认知。被压抑的情绪和感受促使贾斯汀捏造了一个不存在的债务问题，从而让他有了一个话题，通过谈论自己虚构的债务来释放情绪，由此，压抑的情绪破开了一个新的洞口，释放了岩浆室的压力。我与贾斯汀进行了多次谈话，以了解他真实的感受和情绪。慢慢地，他逐渐能够表达出自己的情感，他悲愤交加。通过谈话，岩浆室的压力下降了，这就意味着岩浆从非正常出口流出的压力也减小了，贾斯汀的妄想症状逐渐减轻。终于，他告诉我说，他感觉自己已经把情绪都表达了出来，生活也回到了正轨。此时，他的妄想症状也完全消失了。

必须说明的是：贾斯汀并没有先天的精神错乱倾向。这一案例无法等同地说明以下情况：已经患有潜在的精神性失常的人，或者除了妄想症状之外，还表现出其他精神性失常症状的人。

人们往往会觉得，一个人不应该对因死亡而离开自己的人感

---

① 精神错乱（英文为psychosis）是心智的异常状态，特征为无法区分何为真实。

到愤怒。许多人认为这是不应该的，不自然的，也不健康。如果你站在自己的角度来看：你失去了一个至亲的人，这对你来说是一个巨大的损失，你不能再与这个人接触，不能再从他那里得到温暖，不能再一起分享美好的光阴。这一切的一切，一夜之间都没了，这无疑会激起你的愤怒。请你把这些情绪都表达出来吧！你对自己所爱之人的愤怒可以是充满爱意的，这本身是非常美丽和积极的。你需要表达出这种愤怒，以便能够继续保持健康。这也是你至亲之人所希望看到的。愤怒是一个迹象，它表明逝世的人对你的意义重大，所以，不要去谴责任何哀悼之人的愤怒。

2. 小时候没有学会如何表达情绪和感受

麦玲是一位 33 岁的亚裔女士，在荷兰出生并长大。她的父母很爱她，同时也对她很严格。他们对麦玲的学习成绩要求很高，她尽全力去满足他们所有的期望。学业表现是最重要的，优秀的成绩是最高的目标。他们在家里从不谈论感受和情绪，纠纷都是以冷战的形式进行的。当麦玲来到我的诊所时，她无法感受到自己的情绪，总是被阴郁的心情所困扰。

在工作中，我遇到许多这样的人，他们在童年时期没有学会如何表达自己的感受和情绪。如果父母们没有以适当的方式表达自己的感情，在家里也不谈论感受和情绪，孩子就会效仿这种做法，长大后也会很难表达自己的情绪和感受。麦玲的情况即是如此。父母是孩子的榜样，而成长中的孩子犹如一块海绵。而且，即便孩子在一个避免冲突的环境中成长，家里仍然会有一种持续的紧张氛围，而大家都不表达任何情感，往往就会表现出被动攻击性①的行为。人们通常意识不到自己是在这样的环境中长大的。孩子没有参照物来做比较，以为自己的家就是正常标准，并不会觉得有哪里奇怪。但这并不意味着这个成长的环境是健康的。

在这种情况下，问题必定会出现。孩子没有学会以健康的方式来表达愤怒、沮丧、悲伤甚至快乐的感觉，而是把所有的情绪都压在心底。在麦玲的案例中，这最终导致了她阴郁的心情。

不幸的是，这样的情况经常发生。在这样的环境中长大的人会在自己和情绪之间建立错误的联系。他们学会把感情内化。他们总是得到失败的感觉，因此形成了消极的自我形象。他们觉得自己永远做不好任何事，甚至有一种不被允许存在的感觉。如果这些未被承认和未被表达的情绪形成了足够大的压力，就会通过一个不正常的渠道发泄出来。这可能会表现为精神性障碍，比如

---

①　被动攻击型人格障碍（英文为passive-aggressive personality disorder），通过揣摩迎合他人，并与之建立关系后，反向地进行索取，迫使对方满足其自私的欲望。

抑郁症或焦虑症。

并不是每个患有精神性障碍的人都有被压抑的情绪。在工作中，我确实经常看到那些在压抑的环境中长大的人，只有当他们清楚地看到压在心底的情绪和感受，并给予它们更多空间的时候，他们一些外在的抑郁或焦虑症状才会缓解，直至完全消失。通常情况下，他们可以创造更健康的纾压渠道，比如健康的技能和新的应对策略，来处理自己的情绪。

"非正常渠道系统"可能引发身体上的症状，即使没有任何潜在的生理原因。特别是对于儿童而言，在没有找到原因的情况下进行过度的身体检查可能是很危险的。这个寻找症状起因的过程可能非常令人沮丧。作为一名从业者，如果你没有找到生理原因，你应该考虑到患者的情感关系是否出了问题，例如孩子与父母的关系。

儿童表达情绪和感受的方式往往与成人不同。儿童的抑郁症或焦虑症可以表现为举止的问题，易怒或暴躁的行为，或者叛逆的行为。孩子表现出这种行为是有非生理方面的原因的，然而，人们可能觉得这样的孩子讨人嫌，认为他们在装腔作势。这可能会导致恶性循环，孩子就容易受到终身性心理或精神问题的困扰。

3.　在一个情绪被过度表达的环境中长大

安珀尔是一个 22 岁的社会学学生。她在一个大家庭中长大，有三个兄弟和一个妹妹，大家都习惯了把自己的情绪全盘托出。她的父母关系不和，经常吵架，有时甚至使用暴力。家里有直接表达情绪的空间，但是没有空间来探索更深层次的情感。当安珀尔来找我时，她的行为表现十分矛盾。当她感觉自己受到攻击时，就会情绪爆发；然而，当话题涉及更深层次的情感时，比如关于她的男朋友，安珀尔会发现自己无法表达情绪，对此她感觉很不好。

在一个情绪被过度表达的环境中长大，至少会产生两种后果。第一个后果是，一个成长中的孩子会觉得自己最好遇事保持沉默。其内心的想法可能是：我还是把嘴闭上吧，不然会给父母添麻烦，惹得他们对我发火。或者是：哥哥或姐姐刚吃了苦头，我可不想让发生在他们身上的事也发生在我身上，我还是闭嘴吧。孩子想避免这些他们预想到和看到的后果。一个成长中的孩子渴望生存，就会做出那些更少危害自己生存机会的选择。由此，火山口就被封住了，当下被压抑的情绪会在日后重新显现。第二个后果是，孩子以父母或家里其他人为榜样，向他们学习，把情绪直接表达出来，不加任何过滤。这有一定的好处，但也可能在以后造成问题。

这是三种可能导致火山功能失衡的原因。当然还有更多的案例，但我希望你能通过这些例子对自己的火山及其工作原理有基本的认知。在这些例子中，如果人成长于一个艰难的环境，他的火山自然会失衡，由此他会表现出一些非自然的、紊乱的或疯狂的行为和症状。然而，在一个不平衡的、非理想的家庭环境中，这些行为模式反而能增加他们生存的机会。

人们为什么要压抑情绪？

有些人在小时候遭受了骇人的经历，比如性虐待、身体虐待或精神虐待，因此受到了严重的、永久性的创伤。拿火山的比喻来想一想，一个人在童年时期就收到了大量的情绪输入，但其火山口却不够大或没有完全形成，这就会导致个人结构上的失衡。

这些人往往觉得，比较明智的选择是把往事留在过去，不把火山口解封，不去触碰情绪。他们可能选择保持失衡状况中的相对平静。这种平静一旦被打乱，火山就会爆发，进而表现出严重的抑郁症和精神病症状。我在工作中的经验是，人们能感觉到自己是想面对过去，还是宁可（继续）远离它，这种状况可能会持续好几年。在理想的情况下，当火山相对平静下来，并且状况"安全"的时候，它会希望得到清理和净化，让旧的情绪和感受得到释放。

酒精对童年创伤的影响

人们如果在童年时期经历了严重的创伤，如身体虐待、性虐待或精神虐待，可能会形成不健康的应对机制。他们想摆脱不堪回首的记忆，尝试用任何手段（比如酒精）将其拒之门外。麻痹自己的感情，不允许任何人进入——这种自我治疗是毁灭性的。

想象一下火山的状况：火山口不够大，无法释放过去所有的感受和情绪，岩浆室内的压力却直线上升，熔岩不得不从四面八方喷涌而出。你必须采取措施来阻止这一切。

酒精和毒品可以暂时抑制你的感受和情绪。然而，它们总有一天需要被释放出来。酒精的效果一旦消退，情绪就会更强烈地爆发出来。于是，你会选择继续喝酒来抑制情绪，如此反复。这种自我治疗会产生副作用——人们变得更容易患上精神和身体疾病。这一点，再加上成瘾性，很快就会把人拉入深渊。

值得庆幸的是，并非每个经历过童年创伤的人都会用酒精来解决问题。酗酒的人也不一定有上述的情感问题。

尊重你的火山

你的火山希望保持平衡和整洁，这是它的"本性"。对火山的运作原理有深刻的认识，可以使你感觉更良好。火山也会要求你以健康的方式对待它。

如果你有"堵塞"的感觉，或者感觉失去了对局面的控制，感觉自己不能再承受更多，那么请检查自己的火山有哪些异常。情感输入有哪些？是否有足够的情感输出？是否表现出相应的症状？（如疲劳、阴郁、恐惧、头痛、胃痛、便秘等。）症状的表现形式是否与以前不同，有什么异常？

如何照顾好你的火山？

1. 七大领域检查表

你需要对你生活中发生的事情有一个总体的了解。有什么具体的事物让你担心吗？是否存在不确定性，让你感觉无法应对？眼下的事情是否让你感到愤怒、悲伤、恐惧、高兴或愧疚？

七大领域：你在以下方面是否遇到问题？

◆ 情感上（包括内部和外部）

◆ 家庭上

◆ 工作上

◆ 经济上

◆ 健康上

◆ 与伴侣的关系上

◆ 起居上

2. 体育锻炼

体育锻炼对维护你的火山非常重要。要确保你每天至少有 30 分钟的体育锻炼时间，每周坚持六到七次。体育锻炼是你的恢复时间，情绪和感受可以通过体力消耗从你的火山中释放出来。要找到适合你的运动，带一点挑战总是好的。做一些让你出汗并提高心率的体育锻炼，可以很好地帮助你处理压抑的感受和情绪。你不必每天都做同样的锻炼，可以适当有些变化。你可以选择一天做温和的瑜伽或出门散步，第二天做更剧烈的运动。你可以结合不同强度的运动，你有很多选择。

3. 写作

把你的情绪和感受写在纸上（或写在电脑上，如果这更符合你的习惯的话），效果会非常好。买一个漂亮的笔记本，每周写一次或两次，每次最多一小时。写作时，找一个安静的地方，确保你不会受到打扰。

就个人而言，我会审视自己在开始写作的那一刻的感觉，然后给我的感觉打分。接下来，我会检查七大领域，看看其中是否有哪一方面引起我的情绪波动。把你的想法都自然地写在纸上，让你的笔端与你的思想直接相连。当你写下所有的感受后，试想一下，你是否能针对这些情况做出具体的行动？

写作可以成为一个非常有效的火山口。它可以使你重拾对生活状况的认识和控制。一段时间（几周或几个月）后，你会发现自己的大脑（即火山）对感情的清理变得更加容易，写作的过程也更轻松了。但是，当你把写作一再推迟时，火山就会变得堵塞，你也会不安起来，这时，你就要重新提笔了。

写作的时候，不要像在写一本书似的。你写作是为了自己，不是给别人阅读的。在某一次生气的时候，我把一个词反复写了满满一张 A4 纸，是哪个词我就不提了——我告诉你这些是为了表明一点：你在写作中应该感到自由。

根据过去一段时间的情感输入，你可以决定你的写作频率。刚开始的时候，每周写一次，如果你有大量的情感输入，也可以每周写两到三次。注意不要写得太过频繁，因为这样会让你忽略写作的核心目的，变得为了写作而写作，写作的内容也会浮于表面。

我在工作中看到，许多人刚开始比较抵触写作，他们需要越过一道内心的门槛。一旦他们开始写作，这很快就会成为一种熟悉且令人愉快的日常仪式。我也遇见过一些人，他们不愿意长篇大论，于是，我会帮他们寻找另一种适当的方式来"写作"——有位客户变成了一个才华横溢的诗人，另一位开始画油画。两人都为自己的情绪找到了出口。

4. 在生活中创造放松的时刻

城市里有过多的刺激，你不妨多走进大自然，这会有很好的效果。我知道由于繁忙的日程安排，这不太容易实现，但如果条件允许的话，每星期出去走一次是非常有益的。每周在大自然里待上一个小时，足以让你保持平衡，不管你有没有出门的兴致；而且，大自然也能给你的精神电池充电。这岂不是一举两得？

如果你不能走进大自然，在随便哪里走一走也可以。例如，你可以在睡觉前散散步，把一天的工作抛在脑后。如果你和其他人在一起，就尽量避免一直交谈，否则你还得不断处理新的刺激。

当你感觉很累，需要时间恢复的时候，如果你能跟着感觉走，不去抵抗它，你会发现，原先那些对你影响不大或没有影响的刺激，现在开始变得很容易刺激到你。这是因为在听从了身体的感觉后，你更能意识到自己的身体和精神状况了，你可以把事物看得更清楚，更好地感受到一切，所以各种刺激对你的影响也就变大了。从表面上看，这仿佛削弱了你的承受力，原本消除刺激的活动也好像起了反作用，但这实际上是非常健康的。要好好倾听身体的感觉，它会告诉你真相——你正处于恢复期。这个情况正属于前文提到的能量恢复方式。

5.定期宠爱自己，给予自己恢复的时间

你可以做任何事情，只要它适合你。比如去泡温泉，或者去疗养中心做个按摩，去哪里度假，等等。听听优美的音乐也可以帮助你恢复。多去了解自己都有什么样的选择。

最重要的是，你需要寻找那些可以让你放松的、逃离刺激的、恢复性的活动，把会给予你刺激的活动都晾在一边。寻找前文提到的积极能量给予方式和能量恢复方式。

意力不足多动症和注意
力缺失症

第 6 章

为什么总是感觉被掏空：
如何应对"心理内耗"

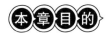本章目的

1. ADHD/ADD 是什么?

2. ADHD/ADD 的表现有哪些, 这些表现都有什么特点?

3. 如何用不同的眼光看待 ADHD/ADD?

4. 患有 ADHD/ADD 可能导致哪些风险?

5. 如果患有 ADHD/ADD, 你该如何照顾好自己?

ADHD (attention deficit and hyperactivity disorder, 中文直译为注意力缺陷与多动障碍), 指意力不足多动症。介绍这一疾病的书有许多, 我在这里仅会讨论我在工作中遇到的人, 这些人主要患有 ADD (attention deficit disorder, 中文直译为注意力缺陷障碍), 即注意力缺失症。相比 ADHD 患者, ADD 患者的症状不那么明显, 他们没有 ADHD 中的"H"——hyperactivity, 即多动症状, 但他们的脑子也在时刻不停地运转。

安娜是一名 24 岁的物理学学生，她在学习的时候很难集中注意力，容易分心，一听到声音总是会四处张望。她一旦暂停学习，就至少需要 20 分钟的时间才能把心思完全收回来。她也可以保持注意力集中，但持续时间较短。她的成绩经常比她预期的要低，周围的人对此感到十分惊讶，他们都认为安娜是一个很聪明的姑娘。安娜对失败心生恐惧，并变得有些抑郁。她感到非常失望，觉得自己无法满足自己的期望。

安娜是我在工作中遇到的典型例子，但她并不符合人们对 ADHD 的普遍印象——人们往往会想象出一个瞎忙活的、不守规矩的孩子，像人猿泰山一样挂在窗帘上左右晃荡。

再举一个例子。21 岁的西蒙正在一家酒店行业的培训机构里学习。他来找我也是因为 ADHD，他的症状有容易分心、难以集中注意力、爱打断别人说话，以及（有时）做出冲动的反应。这些症状导致他在重要的实习工作中出现了问题。这些症状已经持续一段时间了，但在之前，从未出过什么大问题。

西蒙和安娜的情况看上去截然不同。虽然双方都患有 AD(H)D，但病症的表现方式毫不相同。我在过去十年的工作中，还没有见过一模一样的 ADHD 病例。

西蒙和安娜都接受了我的深入询问，我在这里就不赘述了，但我会提到其中引人注意的几点。对于患者来说，非常重要的一点是，要接受对 ADHD 有着深刻认知的医生正确且彻底的检查，很多时候，一些医生会基于对 ADHD 的一些错误认知做出误诊。如果不进行恰当、深入的问询，有时就会忽略一些关乎确诊的重要问题。

例如，当一个孩子在父母离婚后表现出一些行为问题时，我们必须检查父母在教养方面的行动是否一致——孩子的异常行为可能是由困惑引起的。孩子在学校的表现如何，是否存在行为问题？孩子的智力发育如何？孩子的情绪如何？这些都是非常重要的问题，有助于做出正确的判断。

首先，检查一下影响孩子的生活环境，尽可能地做出积极的改变。如果在改变之后情况没有发生任何变化或者变化很小，那么就可以做出诊断。

诊断结果并不是非黑即白的，并不是说要么患病要么健康，其间存在着大片"灰色地带"。诊断结果是建立在能够确定的症状之上的——足够数量的症状，加上患者的临床表现与病痛情况。而在不同的环境中，患者的症状表现也会不同。例如，一个身处繁忙都市中的患者可能会表现出许多症状，而如果患者生活在平静的乡村，他受到的刺激较少，可能出现的症状也会较少。

克里斯今年 8 岁，他的过滤器天生较薄。他在市中心的一所学校上学，班上的同学很多，接触的老师也很多。在课余时间里，克里斯几乎没有奔跑和玩耍的空间，无法消耗过剩的能量。因此，克里斯逐渐表现出一些具有伤害性的行为，例如踢人、打人。之后，克里斯的父母决定搬到一个安静的乡村，在这里的学校，每个班都有固定的老师，学校附近有大片绿色的田野。克里斯的行为问题如阳光下的积雪一般迅速消失了，他也不再被诊断出患有 ADHD 了。

我经常看到诊断过于迅速或过于粗心的情况，也看到过一些漏诊的例子。例如，有些患者的症状不能完全符合 ADHD/ADD 的诊断标准，或者有些患者只差一个症状就能被诊断为患有 ADHD/ADD。在我看来，面对这样遭受着部分症状折磨的患者，如果医生的诊断不到位，就是从他们身上剥夺了什么——他们本可以在医生的治疗中康复过来。

如果一个患者有很多症状，但能够照顾好自己，药物治疗就可以作为一个解决方法。但人们在药物使用上也会过快地得出结论：如果药物起作用了，那么你就患有 ADHD。很不幸，医生有的时候就是这样做出诊断或者推翻诊断的——如果药物不起作用，那你就是没病。然而事实并非如此，药物的一次性使用说明不了什么。人们往往并不清楚自己吃了什么药、用了多少剂量，而且通常需要一段时间以适应药物治疗。在我看来，患者对药物有没有反应，都说明不了什么。基于此做出的任何诊断定论，我认为都是欠妥的。

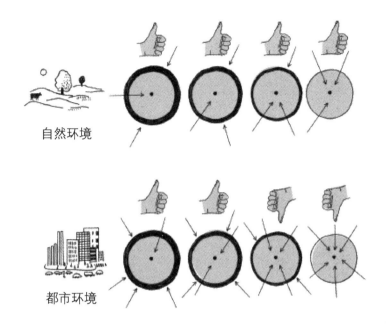

应对 ADHD 的不同方式

在工作中，我会让人们以不同的方式来看待 ADHD。对于来我的诊所寻求帮助的人，我会尽可能地让他们清楚地了解 ADHD（注意力缺陷与多动障碍）中"障碍"的含义，以便使他们能够在日常生活中更好地理解这些障碍，并在必要时做出调整。为此，我会使用一些概念，其中之一便是第 4 章提到的过滤器。

你已经知道，当一个人的精神电量下降时，其过滤器就会变薄。患有任何类型的 ADHD（例如 ADD，根据帝斯曼^①给出的官方定义，ADD 为 ADHD 的亚类型）的人都可以被视为过滤器较薄的人，哪怕他们自我感觉良好。即使他们的精神电量不低，他们的过滤器还是很薄。

你可以想象，与过滤器较厚的人相比，在相同的情况下，这些人对刺激更敏感，因此，他们也更容易受到过度刺激。他们的处理器难以负荷，可能直接短路，进而引发与 ADHD 相关的症状。

想象一场有 20 个人出席的会议，会议的秩序管理不佳。如果有两个人，他们智力相当，但是一个人的过滤器较薄，另一个人的过滤器较厚。那么，过滤器较薄的人在这次会议后要处理的刺激就会比过滤器较厚的人更多。在会议当中，他也更容易走神分心，可能会心烦意乱到跟不上会议进程，无法获取重要信息。因为处理器只能处理定量的刺激，对于过滤器较薄的人来说，当刺激不断进入时，处理器很容易就会过载，导致他们表现出一些 ADHD 的症状。正如安娜和西蒙。

当今的人每天需要处理的刺激与三四十年前相比要多得多。想一想智能手机和平板电脑，以及像网飞^②这样的流媒体平台——

---

① 帝斯曼（荷兰语为Koninklijke DSM N.V.）是一家专注于生命科学和性能材料领域的跨国公司。

② 美国网飞公司（英文为Netflix），也称奈飞，是一家会员订阅制的流媒体播放平台。

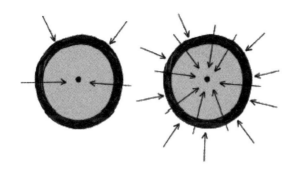

我们的注意力不断被新的信息所吸引。

　　一直以来都有过滤器较薄的人，但他们现在被暴露在越来越多的刺激下。如今的社会可比过去"刺激"多了。而且，相比常人，患有 ADHD 的人对刺激有更高的需求，他们更容易有上瘾的倾向——而那些科技巨头们正是利用了这一点。在最近的一次国际会议上，一位来自迪士尼幼儿频道的发言人说，他们雇用了 70 位心理学家来确保他们的节目能够抓住非常年幼的儿童的注意力。

　　在现代社会中，越来越多的人受到过量的刺激，越来越多的人被诊断出患有 ADHD，这并不令人意外。当人们的处理器无法承受更多的刺激时，就会表现出 ADHD 的症状。

　　如前文所述，在这个时代，过滤器较薄的人相比过去更容易受到刺激，如果稍不注意，甚至会受到过度刺激。而且，更薄的过滤器意味着精神电量会更快下降，也就更容易患上抑郁症、焦虑症、上瘾症等。一个值得注意的现象是，当过滤器较薄的人从繁忙的都市搬到更安静的地方时，他们的症状会随之减少，因为人们在安静的地方应对的刺激要比在都市里少得多，这就降低了过度刺激的风险。

由于过滤器较薄，患有 ADHD（或 ADD）的人的处理器会接收到更多的刺激，他们的处理器会更快达到处理极限，从而引发各种各样的症状。

处理器受到过度刺激或短路后表现出的症状可能包括：

◆ （更严重的）注意力问题

◆ 难以放眼大局

◆ （更容易）被激怒

◆ 疲惫感

◆ 行为冲动

◆ 举止失措

◆ 思维混乱

◆ 情绪不稳定

◆ 咄咄逼人

◆ 各种滥用行为，如滥用酒精、药品等（作为自我治疗方式）

人们可能采用健康或不健康的方式来应对这些问题，以期恢复处理器的正常运行。

无害且健康的消除刺激的方法

这包括积极能量给予方式和能量恢复方式，比如体育锻炼、瑜伽、园艺、骑行等，只要是不带来刺激的活动就好。熬夜看电视反而会给你过量的刺激，并不有助于处理器的恢复。想以健康的方式消除刺激？你心里清楚怎么做——重新找到平衡。

不健康的消除刺激的方法

这包括积极能量消耗方式和消极能量消耗方式。举个例子。青少年在学校紧张地学习了一天后，可能会在家里打游戏，目的是把一天的紧张都抛在脑后，专注于一些更有趣的事情。然而，他们放学后往往已经处于被过度刺激的状态。由于他们使自己沉浸在游戏的刺激中，便没有察觉到自己已经受到了更多的刺激——在学校里受到的刺激被新的刺激所覆盖。他们觉得打游戏可以放松自我，而事实上，他们并没有恢复，反而接收了更多的刺激。这可能会引发睡眠问题或者其他症状，也可能会导致一种长期刺激过度的状态。

受到过度刺激的人经常使用酒精或药物以摆脱过度刺激的感觉。酒精和药品滥用在患有 ADHD 和 ADD 的人群中比在其他人群中更为常见。过滤器较薄的人会寻求这种方式，这并不令人惊讶，因为它们似乎能暂时增加过滤器的厚度，麻痹受到过度刺激的处理器。但不幸的是，当酒精和药物的效果消退后，过滤器会变得比之前更薄，而他们继续依赖于酒精和药物，最终会陷入恶性循环。

患有 ADHD 的人可能有一种"以毒攻毒"的倾向：用新的过度刺激来对付眼下的过度刺激。其危险性在于，随着时间的推移，他们会变得精疲力竭，精神电量持续下降。经常有这样的人来找我：他们的精神电量不足，因此出现了症状。当我成功地帮助他们提升了精神电量后，他们抑郁、焦虑或倦怠的症状也消退了。我发现，有时是潜在却未知的 ADHD（或 ADD）症状导致了他们精神电量的降低。

对于过滤器较薄的人和患有 ADHD 的人来说，非常重要的一点是：在日常生活中采取适当的行动，以维持较高的精神电量水平并保证正常运作。

ADHD（或 ADD）患者如果未经治疗，可能会形成消极的自我认知，觉得自己做得不好，是个失败者。由于过滤器较薄，如果他们想实现与其他人相同的目标，就必须付出更多的努力。想一想安娜和西蒙以及他们面临的困难。不幸的是，无论是他们自己还是周围的人，常常看不到他们的挣扎。这可能会引起更坏的后果。

我有很多客户，他们都很聪明，甚至超越常人。他们大多创造出了一套健康的机制来应对自己过滤器较薄的问题，比如制订一个待办事项清单，或者坚持大量运动。但也有一些人选择了有害的方法，如喝酒和吸毒（来作为自我治疗方式）。

过滤器薄并非没有好处

过滤器较薄的人有更高的敏感度，因此他们能够捕捉到很多事物，这样一来，他们往往拥有丰富的创造力。我发现，如果这类人能够很好地理解身体发出的信号并付诸行动，往往能取得巨大的成就。我有一个客户，一位 32 岁的男性，他给我的印象是一个真正的天才，他的脑子里会不断蹦出非同一般的想法。但他从未把这些想法付诸行动，这也是他的问题所在。他找到了一个自己愿意为之工作的雇主，但他花了几年时间一直"忙着"写一封介绍自己的信。他需要外界的支持。最终，在药物治疗的帮助下，他成功地写完了这封信。现在，他拥有了一份自己梦想中的工作。

我不是想创造一波新的"病人"，这恰恰是我想避免的。被诊断出患有 ADHD（或 ADD）的人对我来说都是普通人——普通的、过滤器较薄的人。在我看来，他们没有异常，更没有疯狂。

总而言之，无论你的诊断结果如何，都要认识到自己过滤器的状况，以便在生活中考虑到它并采取相应的行动。这样，你就可以保持良好的工作和生活状态。

职业倦怠和抑郁症

第
7
章

为什么总是感觉被掏空：
如何应对"心理内耗"

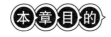 本章目的

1. "抑郁症""职业倦怠""过度劳累""过度工作"，这些概念视具体环境而定。

2. 抑郁症和职业倦怠的特点是什么？两者之间有何不同？

3. 使用药物辅助治疗精神疾病前需要考虑什么？

4. 关于药物及药品政策的常见问题。

人们都希望能以自己的症状为依据得到诊断，这是可以理解的，因为诊断结果通常可以明确患者的状况，使其清楚自己的病症处于哪个阶段，治疗方法有哪些，疾病预后是什么。但在我看来，诊断结果并不能告诉你一切。

让我们来看看"抑郁症"这个词。在我的工作中，当客户被诊断为患有抑郁症的时候，他们会感到惊慌失措。事实上，有相当一部分人不愿意被称患有抑郁症，他们坚信自己没有得抑郁症，

只是出现了职业倦怠，或者认为自己只是过度工作或过度劳累。

我发现人们对"抑郁症"一词颇为忌讳。在许多人眼里，患上抑郁症就好比"发疯了"，等于失去了对自己的控制，十分危险。人们对抑郁症患者的刻板印象是一个整天蒙着被子待在床上的人。

这些词——"过度劳累""抑郁症""职业倦怠"——实际上往往是形容相同情况的"标签"。在美国，被诊断为患有职业倦怠的人比荷兰少，原因很简单，那里的保险公司不报销职业倦怠的治疗费用。由于抑郁症的治疗在保险范围内，所以，在美国被诊断患有抑郁症的人远远多于荷兰。针对症状所贴的"标签"或所做出的诊断都是视具体环境而定的。例如，在 20 世纪 70 年代和 80 年代，人们更多地使用"过度劳累"这一说法。

"职业倦怠"这个词目前在荷兰很流行，许多来找我的人都表示自己遭受着职业倦怠的折磨。经过对他们的仔细检查后，作为一名精神病学家，我常常不得不将其诊断为抑郁症，以使他们能够接受正确的治疗并有所改善。如果患者的症状很严重的话，我会开一些抗抑郁药作为辅助。它们通常效果很好。人们更喜欢使用"职业倦怠"这个词，是因为对抑郁症存有刻板印象，人们往往觉得，相比抑郁症，职业倦怠没那么严重。

但这只是角度的问题。我见过很多人，他们的职业倦怠症状比其他人的抑郁症症状更严重。因此，我希望大家都能不再纠结于这些取决于不同环境的表述，而是从精神电池的角度出发，正视自己的症状。

　　我所看到的职业倦怠和抑郁症之间的唯一区别是：在职业倦怠中，阴郁的情绪不是主要症状，有时它甚至不存在。但是，阴郁不一定表示患有抑郁症，它可能只是一种暂时的感觉。我的推测是：对于容易受到阴郁情绪影响的人来说，他们在精神电量下降的时候更容易感受到阴郁情绪；而对阴郁情绪不敏感的人，即使在精神电量下降时，他们也不容易产生阴郁的情绪。

精神上的职业倦怠的症状

◆ 丧失注意力

◆ 犹豫不决

◆ 感到焦虑 / 惊慌失措

◆ 记忆力下降

◆ 易怒

◆ 烦躁

◆ 无力感

◆ 做事急躁

◆ 颓废感

◆ 容易使用暴力

◆ 失去信任感

◆ 什么也不想干

◆ 感到不安

◆ 成瘾倾向

身体上的职业倦怠的症状

◆ 持续的疲惫感

◆ 失眠

◆ 精疲力竭

◆ 肌肉酸痛

◆ 颈部和肩部疼痛

◆ 腹部紧张

◆ 声音嘶哑

◆ 换气过度 [①]

◆ 健忘

◆ 性欲降低或没有性欲

◆ 容易疲倦

◆ 感觉不适

---

① 换气过度综合征是由于换气过度超过生理代谢需要而引起的一组症候群。

- ◆ 肠胃问题
- ◆ 高心率
- ◆ 高血压

以上清单中所描述的职业倦怠的症状与抑郁症的症状相似，但有一点不同：职业倦怠的症状清单里没有"阴郁感"，但抑郁症的症状清单里有（虽然上面列出了"颓废感"）。而在我的工作领域，即便患者没有阴郁感，诊断结果也可以指向抑郁症。那么问题来了：我们到底在谈论哪种疾病呢？

在我看来，抑郁症是一个非常消极的能量消耗方式，它会试图把患者的精神电池榨干；抑郁症还会试图把患者周围所有的人都"拉下水"，例如通过破坏情感关系。

什么时候开始药物治疗？

从一个人被诊断患有中度或重度抑郁症、焦虑症或强迫症的那一刻起，根据其症状的持续时间和痛苦程度，抗抑郁药可以是一种很好的辅助手段。即便这听起来有些奇怪，但抗抑郁药也可以被用来缓解焦虑症和强迫症的症状。有些患者能够把自己的"箭头"安排得很好（回想一下第 3 章中的车轮），但他们的精神电量仍然没有上升。尽管他们非常自律、有良好的日常安排、经常做体育锻炼等，却可能未能取得任何进展。通常，这些人会反对服用药物，无论什么药都拒绝服用——他们会拼命争取自己解决问题。

当患者的精神电量如此之低时，你可以将其情况的严重程度视同重度肺炎。当一个人患有重度肺炎时，你不可能立即强迫他接受物理治疗，这应该在患者病情好转之后再进行。你应该先用抗生素把患者从死神的魔爪中拉出来，然后往正确的方向推他一把。等患者恢复到一定程度，就可以慢慢开始锻炼恢复。抗抑郁药的用法也是如此。

想想车轮的例子。你（为了提升精神电量）费了很大的力气蹬车，却无法前进；你的车轴可能生锈了，需要上油。在与你的治疗医师协商后，你可以决定自己是否需要"润滑油"来帮助你恢复，给你一记有益的助推。抗抑郁药就像润滑油一般，可以帮助你更好地利用自己的力量，促使你的精神电量更快上升。

这一比方同样适用于谈话疗法。对于谈话疗法的工作原理，我在此处就不再赘述了。经过科学证实，适当的谈话治疗，无论是否与药物治疗相结合，都能提供极佳的康复机会，从而帮助提升精神电量，让车轮和车轴都能正常运转。

把润滑过的车轴与你自己的力量相结合，这样你的车轮就可以向前转动了——施加适当的推力也是很重要的。

　　然而，这里存在着一个隐患：许多人企图尽可能快地加速，一直费力蹬车轮，这反而会减慢他们的恢复速度。反过来讲，只加"润滑油"，却不使劲蹬车，也是不行的。不幸的是，我经常看到这种情况发生。治疗医师没有对患者的生活方式给予足够的关注，导致他们需要更长的时间恢复。我注意到，只有将"润滑油"和自我努力相结合，才能有效促使精神电量提升。

　　同样，也存在这样的情况：尽管有足够科学的依据和到位的说明，有些人仍然不愿意服用药物。他们可能有意识地选择在不使用"润滑油"的情况下让车轮运转起来，但这通常需要更长的时间。他们选择的这条路，往往通向痛苦的跌倒和缓慢的康复。

　　需要强调的一点是，我并不赞成给每个人开药，除非存在充分的理由。我发现，一旦我提到需要服用抗抑郁药，人们往往都会"谈虎色变"。当今社会对于抗抑郁药的偏见很深，将它视为毒药一般。有许多因素导致了这种消极的印象——别有企图的人的意见、抗抑郁药物的历史和过去人们的负面经验。社会对抗抑郁药存有这种印象是很不幸且有害的。涉及药物的治疗都是给特定的患者"量身定制"的，我看到许多人由此得以康复，重新拾起他们的生活，带着良好的感觉继续前进。

　　如果你的治疗医师建议你服用抗抑郁药，不妨了解以下对抗抑郁药的作用及其副作用的解释。

请记住：这些药物的目的是帮助你恢复。它们不是灵丹妙药，在治疗过程中，只要药物的积极作用能超过其（最低限度的）副作用就好。如果药物的副作用比其积极作用更大，我是不可能给患者开抗抑郁药的。当患者觉得自己的病情没有好转时，解决方法其实非常简单：停止服用药物或换一种药物。但在此之前，需要经过适当的咨询，以排除其他可能导致副作用的因素，例如工作太辛苦、饮酒过量等。当患者在服用抗抑郁药后出现其他症状时，人们往往最先把它归咎于药物，即使这背后时常"另有黑手"。

医生经常给患有抑郁症、焦虑症或强迫症的人开抗抑郁药，但没有对药物的效果及其副作用予以足够的解释。这对患者是不利的。实际上，这应该是一个量身定制的过程：患者与医生一起参与，共同思考康复方案，做出对患者来说最安全的决定。通过这种治疗方式，患者可以成为自己的治疗帮手。

抗抑郁药的副作用

副作用往往发生在使用抗抑郁药治疗的初期。副作用在服药的头两周就出现是不足为奇的。（有些时候副作用是长期且较严重的。）当然，它们一般不会成为太大的负担。

荷兰心理健康和成瘾治疗协会的指南指明了你需要（根据自己患有抑郁症、焦虑症还是强迫症）等待多长时间才能得出抗抑郁药对你的病情无效的结论。不论在何种情况下，这段时间都要比两周长得多，你往往在这之后才能体验到积极的效果。许多人在药物还没有生效的时候，就因为其副作用而过早地停止服药——这十分令人沮丧。因此，坚持服药是非常重要的，特别是在刚开始的时候。如果你经受了任何消极的副作用，请随时咨询医生，在共同深思熟虑后再决定是否停止用药。

你的大脑里存在一个脆弱的平衡。抗抑郁药需要时间来发挥作用，当它在你的脑中抵达了需要到达的地方时，往往同时带着海啸般的力量。这可能会让你难以承受，让你感觉一切都在剧烈波动。治疗医师的工作便是引导患者度过这个可能非常困难的时期。

常见问题

1. 抗抑郁药需要服用多久?

科学研究表明，对于一次性的抑郁、焦虑或强迫症状来说，患者持续服用 6 个月到 1 年的时间应该是足够的，不必继续服用更长时间。对于这类疾病的二次复发，建议持续服用 3 年来降低复发的风险。如果出现第三次复发，建议终生用药。但是作为一个从业者，我有些不情愿让患者在 6 个月后就立即停止用药。我通常会让他们持续服用 1 年，然后再慢慢减少剂量（而非立即停止）。每次减少剂量时，我都会检查症状是否复发。同时，我会根据他们的生活状况来判断减少剂量是不是一个明智的选择。

服用时间听起来可能有些模糊，但这是你和你的治疗医师共同决定的，服用的频率、剂量等也是如此。对于我的客户，我强调药物的积极效果应该大大超过其副作用；如果有太多的副作用，我们会寻找另一种药物。

一旦患者开始用药，并且副作用较少，持续服药通常就没有问题了。由于副作用有限，患者也不会太过注意到它们。抗抑郁药真的会起到很好的作用。

如果药物对你没有起作用，而且治疗医师仔细检查后排除了以下因素的干扰——剂量、与其他药物的相互作用、身体因素和其他因素——那么，就说明这一类药物不适合你。

2. 如何确定抗抑郁药的剂量？

当你开始服用抗抑郁药时，医生会开出相关药物的最低剂量，以便你能逐渐适应它。有些药物在第一次服用时可能没有效果，这类药物必须循序渐进、"蹑手蹑脚"地生效，以便让人们习惯它。当患者习惯了药物，并且对它带来的效果感受变弱，医生就会增加剂量。对于每一种类型的疾病（抑郁症、焦虑症、强迫症），都存在一个治疗规程，明确何时并如何增加剂量，以及何时断定药物对患者无效。如果判定无效，患者可以改换服用另一种药物。

明确合适的剂量和正确的药物是需要一段时间的。这一过程可能会让人心生沮丧，因为人们往往要花几个月才能得出结论。

3. 抗抑郁药的效果能持续多久？

我们可以把服用抗抑郁药比作一个长期的服用抗生素的疗程。在服用了药物之后，你并不是马上就有了免疫力，而是变得更健康，能够承受"打击"。相比你被症状折磨的时期，你现在有了更多的恢复力，精神电量水平更高。之后，如果你经历了一个（较长或较短的）困难时期，并且本身对挫折较敏感，你的病症可能会复发。服用抗抑郁药并不能保证症状不复发。同样的，经过抗生素治疗后，也不代表你对未来的病菌有了抵抗力。复发表明该患者更容易患上抑郁症。一个经常发生的情况是，人们按照一定的剂量用药，但其间经历了一些他们很难应对的事情，于是他们得出结论：药物没有起作用。但事实并非如此。如果不服用药物，患者很可能会感觉更糟糕。在这种情况下，对药物做出调整——如临时增加剂量——可能是一个有效的举措。有时，突发事件会给你前进的车轮造成强大的阻力，例如至亲的逝世，你会停滞不前，感觉很糟。这时，上一些"润滑油"，你就能够再次加速了。

4. 我会不会对抗抑郁药上瘾？

不会。这是对抗抑郁药的一个很大的误解。如果停止服用抗抑郁药，患者可能会经历复发，再次表现出症状，但这并不意味着他们对药物上瘾。相反，这恰恰表明了他们还没有（完全）康复，或者他们有复发的倾向。在服用了抗生素、病情康复后，如果你感染复发了，你不会认为自己是对抗生素上瘾了，这只表明病菌没有被完全杀光而已。

有些人认为服用抗抑郁药会成瘾，他们因此拒绝服用抗抑郁药，反而偏向使用镇静类的药物。这些药物的作用时间很短，而且容易上瘾。一段时间后，它们的效果可能会减退，因此患者需要服用更多的药物以达到预期的效果。

我希望你明白，这些药物在短期内可能非常有效，但千万不要长期服用。根据 Jellinek[1] 的统计，荷兰现在已经有约 60 万对该类药物上瘾的人，占总人口的 3.5%。

5. 抗抑郁药会让我丧失感觉吗？

这绝不是服用抗抑郁药的目的。医生让你服用抗抑郁药旨在

---

[1] Jellinek，荷兰最大的戒毒机构。

让你感觉更好，而不是让你变得对任何事都毫无感觉。相反，它应防止人们出现被困在虫茧里的感觉。但有时，这种感觉可能作为一种副作用出现，这自然令人烦恼。如果我的客户遭遇这种情况，我会重新寻找治疗方式。

6. 抗抑郁药对性欲有影响吗？

服用抗抑郁药后，人的性欲可能会下降。不妨与医生讨论这个问题——性欲并不是一个奇怪的话题，它是人类生活的一部分。众所周知，有些药物的副作用就是导致性欲下降。如果你担心这一点，请在使用抗抑郁药之前告诉你的治疗医师，这可能会（在某种程度上）影响他对药物的选择。

我在工作中发现，对于精神电量不足的人来说，他们的性欲本身已经下降了，如果他们再服用抗抑郁药，性欲可能进一步下降，但在精神电量上升后，他们的性欲就会上升，这样的话，抗抑郁药对性欲减弱的副作用对他们来说也就不成问题了。

7. 我怎样才能看到进展？

服用抗抑郁药后有立竿见影的效果，这是不太可能的，通常人们担心的只有它是否管用。说到底，即使你的精神电池满格，你也不可能每时每刻都感觉很好。因此，不要把抗抑郁药看成"快乐丸"，它可以辅助你恢复，并且需要你同时付出努力。

在实践中，我们通常可以看到病情的改善——也就是症状的减轻——是上下起伏的，随着时间的推移，病情总体上呈好转的趋势。有时，人们感觉好了一些，或者能够以不同的方式对待事物了，但之后又会重新跌倒。你的健康状况就像一条呈上升趋势的波浪线，时起时落，但总体起大于落。药物治疗可以让这条波浪线更快推进。因此，很重要的一点是：如果你度过了一个美好的午后，但之后症状复发，不要惊慌失措，这可能很令人懊恼，但请把它看作一个药物正在生效的信号。

人们通常很难看清自己病情改善的原因：我感觉更好了，这是因为我做了运动，还是因为药物起了作用？在我看来，这是二者（以及所有其他因素）的共同作用。抗抑郁药是车轮的润滑油，有它的帮助，你得以重新开始运动并享受运动。让你享受的并不是药物——这是一个常见的误解。康复不在于药物，而在于你自己。

8. 副作用会持续多久？所有抗抑郁药的副作用都一样吗？

抗抑郁药的副作用大多相同，当然也有区别。棘手的是，副作用因人而异。一个人可能会在服用一种药物时经历某种罕见的副作用，而在服用另一种通常有这种副作用的药物时，反而又不会受到影响。你对药物有什么反应，会经历什么样的副作用，都取决于你的体质。

　　副作用往往发生在服药的头两个星期。由于最初的几周往往没有积极的效果，这对许多人来说是一个非常困难的时期。苦未尽，甘未来。

　　常见的副作用包括头痛、恶心、心跳加速、肠胃问题、盗汗、睡眠问题、口干、视力模糊、性欲降低。顺便提一句，你知道扑热息痛的副作用比这要多得多吗？你知道扑热息痛其实对你的身体更有害吗？每种药物都有差异，我建议你在服用药物前与医生讨论其潜在的副作用。

　　抗抑郁药还有一个可能的副作用是你会经历复发，这意味着你的症状会变得更糟。虽然这很烦人，但它确实表明药物在正确的地方起了作用：它找到了生效的位置。药效会把一切都翻得底朝天，显然也触动了那些困扰着你的情绪或忧虑的"插头"。我在工作中发现，一种在初期产生不利影响的药物，往往会在后期起到积极的作用。

　　重要的是，你的治疗医师要支持你度过这个困难的时期。如果有必要的话，医生也可以在初期给你开一些镇静类的药物。

　　大多数副作用会在大约两周后消减，最终副作用往往不会留下或者只留下少数。这时，你和你的治疗医师需要决定是否继续用药。不要急于下结论，特别是当你还没有体验到任何积极效果的时候。这种药物很可能会在之后对你的效果非常好，你也能适应其副作用。如果有一天你的状态不佳，不要马上下结论，将其归咎于抗抑郁药。检查一下，有没有可能是因为你前一天工作得太久了或者压力太大。要是你能和你的治疗医师讨论这些问题，就有可能找到出路。

在工作中，我经常听到有人对我说，他们曾经尝试过抗抑郁药，但在头两个星期内就停止服用了。他们（过早地）得出结论，认为这种药对他们不起作用，或者导致他们经受了太多的副作用。通常，他们的医生也认可这一点，转而开了其他的药物。这就是导致患者状况变差的原因。如果你超过三周持续经历副作用，而且这些副作用没有消退的迹象，你可以再和你的治疗医师决定是否停止用药。

如果副作用不是太糟糕的话，请给它一个机会，留出一些时间让它生效。

9. 如何停止服用抗抑郁药？

基于科学研究，我建议患者在一定时期内持续服用抗抑郁药（见第 1 点）。不过，关于停止用药的方式存在很多讨论。哪种方式能最大限度地降低抑郁症复发的风险，人们对此还知之甚少。药物生效的过程是渐进的，所以，我赞成以同样的方式来停止用药。也就是说，人们应该慢慢地、一步步地减少剂量。我相信，在逐步减少剂量的过程中，患者会感受到这种方法的好处。举个例子，如果患者服用某种药物的剂量为每日 40 毫克，我会建议在两三个月内改为每日服用 30 毫克，然后在这段时间内观察和评估患者是否有任何复发的迹象。

减少剂量是一个循序渐进的过程，减少得太快会导致复发，我已经见过太多这样的例子。如果你过快地减少剂量，最终将无法判断自己最少应该吃多少药才能保持疗效，这对患者来说是非常恼人的。如果剂量减少得太快，那些维持大脑平衡的药物会突然被"夺走"，导致病症复发。在停止用药的过程中，我倾向于采取更加谨慎的方法，我的患者对此也很满意。

TIPS

建议清单

如果你的精神电量不足，患有类似职业倦怠的症状，或者有抑郁、焦虑的症状，又或者你只是想让自己感觉良好，那么，以下内容对你来说非常重要。实际上，以下内容对每个人都很有益；而且，若你的精神电量越低，你就越应该重视这些内容。请把这些看作你的目标，而不是护盾。

行动起来：为你的精神电池充电

以下列出了一些建议与窍门。这些并不是"绝对真理"，不是说每个人一旦严格遵循这些建议，就会 100% 有效果。有些人比其他人更容易受到这些"动力箭头"的影响，一种"动力箭头"可能比另一种对你起到的作用更积极。我在这里提到它们，是因为它们对很多人起作用。最重要的是，你能认识并感受到自己的系统是如何运作的,是如何对这些不同的"动力箭头"做出反应的。为了全面康复,我建议你把恢复期设定为几个月,而不是几周。我从经验中总结出,这样做会大大降低挫败感,也能加快恢复速度——挫败感本身是非常消耗能量的。

适用于日常生活中的方法

睡 眠（重点）

◆ 必须在 23:30 前睡觉,最好更早。如果你现在睡得很晚,那么请慢慢地朝着更早的时间努力。每周提前半个小时,例如先从 2:00 提前到 1:30,以此类推。

◆ 最好按时上床睡觉,不要躺在床上消磨时间。无论你觉得早睡有多烦人,随着时间的推移,你会体验到它的好处,并且感觉越来越容易实现。

◆ 平板电脑、手机等设备要在 21:00 后停止使用,之后你可以阅读纸质读物,请保持远离电子屏幕。现在的智能手机上有"夜间模式"选项,可以关闭屏幕上的蓝光。我建议你最晚在 20:00 就开启这个模式。

◆ 睡眠时,确保窗帘拉上,以免外界光线影响你入睡,同时保证房间内空气流通。

◆ 如果你过早醒来，不要看手机，也不要打开电视。最好待在床上，或者出去走一走。如果你饿了，可以吃点东西，效果也很不错。不过你的大脑会很快习惯于此，很有可能在第二天的同一个时间，你的肚子又咕噜咕噜地叫起来。

◆ 不在床上使用任何多媒体设备。晚上请把手机、平板电脑、电视和笔记本电脑等留在另一个房间。

◆ 如果你睡眠非常不安稳，服用安眠药物并不丢人。虽然借助药物睡眠的质量较差，但这总比睡不着好。在我的工作中，服用安眠药物的人都能在短期内自动停药，但有些人也会持续服用较长时间。睡不好觉是精神电量下降的主要因素之一。

◆ 如果你正在服用安眠药物，不要半夜起来加大剂量，这会扰乱你的昼夜节奏，而且会产生副作用。

起　床

◆ 最晚在早上 8:30 或 9:00 起床。如果你现在起得很晚，那就每周提前半个小时起床，直到实现这个目标。

◆ 通过一套简短的仪式来开启一天的工作，例如做一些瑜伽锻炼、拉伸肌肉、呼吸练习或俯卧撑。

体育锻炼

◆ 一个精神电量不足的人，或者一个自我感觉不佳的人，都会认为体育锻炼是一个能量消耗方式，开始运动对他们来说比较困难。这种感觉是误导性的，实际上，运动有非常多的好处，能够帮我们恢复能量。

◆ 疲劳分为身体上的和精神上的。如果你开了一整天的会，在一天结束时感到疲惫，这并不是身体上的疲劳。毕竟，你几乎没做任何体能运动。这时你应该选择锻炼身体，以恢复平衡。

◆ 最好保持每天运动。你可以每周留出一个休息日——每周运动 6 次，每次至少 30 分钟。

◆ 根据你的精神电量水平和生活习惯来决定运动方式。散步是一个很好的选择，但应搭配一些更激烈的运动。无论如何，你都要慢慢建立起自己的运动规律。

◆ 不要过于自信，这样你会很容易受伤。另外，请记住：如果你的精神电量不足，你的身体状况通常也会比较差。

◆ 瑜伽是很好的选择，但你要找到一套运动方式更活跃、更动态的瑜伽训练，或者在瑜伽之外做一些有氧运动。

饮　食

◆ 健康地、有规律地饮食，切勿暴饮暴食。

◆ 注意维生素的摄入。例如，在冬季时服用维生素 D；如果你是素食主义者，可服用铁剂。

◆ 多喝水，每天喝够 2 升水。

酒　精

◆ 如果你的精神电量不足，应该避免饮酒。酒精会增加焦虑感和抑郁感。不要同时服用酒精和药物，它们往往会引起糟糕的结果。

◆ 如果你非常喜欢喝酒，请每天最多喝一杯。

恢复时间

◆ 学会区别什么是能量给予方式，什么是能量消耗方式——这是非常重要的。

◆ 你的精神电量越低，普通的日常活动就越会成为一种负担。因此，请在这些活动之间加入对你来说刺激较少的积极能量给予方式，比如喝茶或出门散步。

◆ 如果你主要从事脑力工作，那就在恢复时间做一些体能运动，这会对你很有利。比如出去走一走，做一做伸展运动。

◆ 每周出门一趟，接触大自然，尤其是住在城市里的人。和大自然相处一个半小时，尽量少说话。大自然是天然的灵丹妙药，能帮助你恢复平衡。

◆ 在你的每日日程中安排恢复时间，把它们当成一些小仪式，如泡一壶茶，或在中午散散步。最好选择一个固定的时间，这样，就能确保你的系统有时间得以恢复，这是非常有益的。

◆ 确保在工作时间内也有恢复时间，例如更频繁地上厕所，在沉默中消除刺激。工作中的人常常下意识地把上厕所作为恢复时间。

◆ 要留心自己在电视上或流媒体平台上观看的内容。许多节目都会想方设法地（有时其手段并不积极）尽快把你吸引进故事情节里，给予你过度的刺激。

◆ 如果你对声音很敏感，可以戴上耳塞来减少外界刺激，比如在散步的时候，或者乘坐地铁的时候。

日　记

◆ 每天在日记中给你的一天打分，然后确定第二天的日程。

◆ 每天的分数指的是你这一整天的"幸福指数"，请在1—10分之间打分。5.5分是及格线，1分代表极差。

◆ 刚开始的时候，要确定一天的幸福指数可能比较困难。但请相信，一两个星期后，会有很多日子来做参考——打分会变得更容易。

◆ 要诚实对待自己，进行自我批评，不要自欺欺人。你可能想打出高于或低于你内心真实感受的分数。如果你不诚实，像鸵鸟一样把头埋进沙子里，拒绝面对你的现实状况，很可能会使情况恶化，导致你的恢复时间延长。要直面真相确实很难，但欺骗自己没有什么积极意义。这就好比忽视肺炎一样：你总有一天会被迫看清现实。

社　交

◆ 一般来说，我们都习惯安排很多社交活动。当我们的精神电量水平越来越低的时候，我们的（部分或全部的）社交活动会从能量给予方式转变为能量消耗方式。这会在我们没有意识到的情况下默默发生。

◆ 当你的精神电量较低时，要限制社交活动。看看哪些社交活动或亲人朋友能给你带来能量，哪些不行。与人保持联系很重要，但要确保自己有足够的时间来恢复。例如，在和朋友共进午餐后安排出一个小时的时间放松。

◆ 在傍晚或清晨，当你的精神电量不足时，我不建议你与伴侣和朋友进行大量对话，例如针对工作中的问题，或者家里糟糕透顶的翻修工程。提前和自己与身边的人商定，这些对话最多可以持续多长时间以及何时进行。

◆ 这同样适用于有关情感问题的对话。给谈话设定一个结束时间是很重要的。深夜的对话往往不会得出任何有建设性的结果，而且大多会适得其反（尤其是在喝了酒之后）。

工 作

◆ 当你的精神电量不足时，工作不一定是件坏事。毕竟，工作可以让你的生活更规律，从中你能获得他人的认可和融入社会的感觉。但是，你必须注意工作和恢复时间之间的平衡。

◆ 如果你有一段时间没有工作了，需要重新适应工作节奏，你应该把工作分散安排到几天内完成，不要持续工作很长时间，然后在剩下的时间里休息。早上的工作效果最佳。

◆ 如果你的工作时间不固定（比如你是自由职业者），那么有一点很重要：每周至少有一天不做任何与工作有关的事情。持续工作可能非常"诱人"，因为你总有干不完的活儿，但是，请给自己留出恢复的时间，即使你自我感觉良好。这样你才能更好地照顾自己，保持良好的精神状态，保证工作的长久性。

瞬 间

◆ 在一天结束时，回想一下你所经历的五个使你振奋或印象深刻的瞬间。在脑海中想象一下，把它们视觉化。这些瞬间可以是任何事物——你所看到的、听到的或闻到的东西。这些是幸福的时刻，是幸福的核心。消费通常并不属于这一类。

◆ 一个精神电量不足的人可能不会马上意识到这些瞬间能够给予能量，但通过回忆它们，他可以训练大脑，以能在未来更有意识地感受这样的瞬间。

写　作

◆ 写作对一些人有用，但对另一些人则没有效果。无论如何，不妨先试试看，别过早放弃，给予它几周的时间再检验其效果。

◆ 此时此刻，尝试在纸上写下你头脑中的想法，不需要追求什么意义。

◆ 你也可以借用以下话题来"扫描"你的生活，然后写下你想到的东西：身体健康、心理健康、你是否快乐、你的情感关系如何、社会交往、家庭、起居、工作、经济和个人成长。

◆ 当你对一个话题陷入深思时，它唤起了你心中什么样的感受，你感到愤怒、开心、恐惧、悲伤还是愧疚？你能够做些什么？

◆ 你不必当即解决自己发现的问题。能够发现并整理这些想法和感受，就已经可以帮助你找回对生活的控制和把握。这对精神电池有非常积极的作用。

◆ 写作时，找一个外界刺激较少的地方。身边不要有玩耍的儿童，不要去嘈杂的咖啡厅，等等。

◆ 写完后，花10分钟的时间放松。毕竟写作是一项高强度的工作。

◆ 每周写作一次，每次半小时到一小时。最多每周写两次，保证你的内容不会变得肤浅，也不会卡在某个话题上。

◆ 提笔写作，从此时此刻开始。

分　享

◆ 与亲近的人分享你的近况。但请注意当一个人的精神电量很低，而另一个人的精神电量很高时，双方往往说着不同的"语言"，都无法理解对方，这可能会导致误解、冲突甚至关系的破裂。

◆ 如果你正在某家诊所接受治疗，请带上你的伴侣或其他亲人一起去一次，一同经历一次你的治疗。这有助于增进他们对你的情况的了解。

ACKNOWLEDGEMENT

致　谢

非常感谢我的同伴马克，感谢他所有的爱与支持，让这本书成为可能。

非常感谢卡伊莎为这本书的完成所付出的一切。她从一开始就看到，这本书的目的在于帮助他人。

同时非常感谢所有与我共事的人、在工作之外与我交往的人，以及科斯莫斯出版社（Kosmos Uitgevers）的各位。他们和我一起思考，并提出了有建设性的意见，以呈献出最佳的成果。